Na 9.4
Sore

W0067438

01209907

emeindebuecherei Feldkirchen-W.

Prof. Dr. Hendrik Streeck
Hotspot

Prof. Dr. Hendrik Streeck

HOTSPOT

Leben mit dem neuen Coronavirus

unter Mitarbeit von Margret Trebbe-Plath

PIPER

Mehr über unsere Autorinnen, Autoren und Bücher:
www.piper.de

MIX
Papier aus verantwor-
tungsvollen Quellen
FSC® C014496

ISBN 978-3-492-07103-1
4. Auflage 2021
© Piper Verlag GmbH, München 2021
Satz: Eberl & Kœsel Studio GmbH, Krugzell
Gesetzt aus der Minion Pro
Druck und Bindung: GGP Media GmbH, Pößneck
Printed in Germany

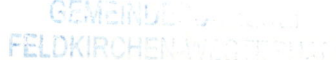

Inhalt

Kapitel 6
Mit dem Virus leben – Für einen neuen Umgang mit der Pandemie

Ausblick
Eine globale Herausforderung

Kapitel 1

Ein neues Virus

21. Januar 2020, am Nachmittag. Ich eilte den Venusberg hinunter, um den Zug nach Brüssel noch zu bekommen. Gerade einmal ein paar Monate war es her, dass ich meine neue Stelle am Institut für Virologie an der Medizinischen Fakultät der Universität Bonn angetreten hatte, und seitdem war ich vollauf damit beschäftigt, mich in dem neuen Job einzurichten. Vor allem mit den engen Mitarbeitern, der großen Gruppe an Diagnostikern, den vielen medizinisch-technischen Assistenten und Wissenschaftlern führte ich Kennenlerngespräche und verschaffte mir Einblicke in die Forschungsarbeiten und die Klinik.

Anfang Januar, ich war erst drei Monate zuvor von Essen nach Bonn umgezogen, erreichte uns die Nachricht aus Wuhan von Infektionen mit einem neuartigen Coronavirus. 44 Fälle einer schweren Pneumonie waren am 31. Dezember 2019 der Weltgesundheitsorganisation (WHO) gemeldet worden, von denen die meisten stationär behandelt werden mussten. Sie alle hatten gemeinsam, dass sie auf einem sogenannten Wet Market, einem Nassmarkt, in der chinesischen Stadt Wuhan gewesen waren. Der Huanan-Großhandelsmarkt für Fische und Meeresfrüchte ist berüchtigt dafür, dass hier nicht nur Meerestiere, sondern auch Säugetiere, Vögel, Reptilien, Amphibien und Insekten verkauft werden, die meisten von ihnen lebend, oder sie werden auf dem Markt direkt geschlachtet. Daher der Name Nassmarkt. Ich selbst habe ihn einmal gesehen, als wir im Rahmen eines Forschungsaustauschs die Kollegen der Universität von Wuhan und vom virologischen Institut besuchten. Das war 2015, aber ich kann mich noch gut daran erinnern, dass mich der Markt zugleich faszinierte wie befremdete. Auch mit dem Essen in Wuhan konnte ich mich wie viele der deutschen Kollegen nie so richtig anfreunden.

Dass es in China, wo die Menschen in engem Kontakt mit Tieren leben und Wildtiere als Delikatesse gelten, zu einer Zoonose, also einem Virusübertritt vom Tier auf den Menschen gekommen war, überraschte mich wenig. Ein solcher Nassmarkt war ein ideales Milieu für eine derartige Ausbreitung. Verursacht vielleicht durch einen Bauern, der Schuppentiere hielt oder in freier Wildbahn fing und von ihnen mehrfach angeschnäuzt worden war. Die vom Aussterben bedrohten Schuppentiere gelten in China nicht nur als Leckerbissen, sondern finden auch in der traditionellen chinesischen Medizin Verwendung. Vor allem die Schuppen sollen potente Mittel gegen Hautprobleme und Lähmungen sein. Die Schuppentiere tragen wie viele andere Tiere Coronaviren in sich. Häufig werden sie gar nicht krank davon; in seltenen Fällen aber kann solch ein Virus von einem Tier auf den Menschen übergehen.

Es ist schwer, im Nachhinein festzustellen, wann und wo der Übertritt stattgefunden haben könnte und von welchem Tier das Virus überhaupt kam, aber die genetischen Sequenzen liefern einige Hinweise. Zwar ist es nicht bewiesen, aber man geht davon aus, dass das Virus von einer Fledermaus wahrscheinlich irgendwann einmal auf ein Schuppentier übergegangen ist und von dort auf den Menschen. Das würde in einem Apokalypsefilm dann so aussehen, dass sich in der Nacht eine Fledermaus auf ein Schuppentier stürzt und es beißt. Dabei tritt das Virus über. Das Schuppentier erkrankt, wird vom Jäger eingefangen und niest dem Jäger ins Gesicht. Der Jäger geht mit dem Schuppentier auf den Markt, will es verkaufen, ist aber bereits erkrankt. Lauthals versucht er, das Tier an den Mann zu bringen, und verteilt dabei die Viren über den Markt.

Am 7. Januar 2020 meldete die chinesische Gesundheitsbehörde, dass es sich um ein neues Coronavirus handele, novel Coronavirus 2019 (nCoV-2019), wie es zunächst hieß. Bereits am 10. Januar wurde die Sequenz des neuen Coronavirus veröffentlicht, die eine Ähnlichkeit zu SARS-Viren aufwies und auf deren Basis viele Labore nun an Nachweistests arbeiteten. Am Vortag waren erste Einzelfälle aus den Nachbarländern Thailand, Japan und Südkorea gemeldet worden. Das ließ den Gedanken an eine Pandemie zu, aber das Virus war weit weg. Zudem gab es bislang noch unter 100 Fälle, und man versuchte in Asien mit Hochdruck, jeden Infizierten zu erkennen und zu isolieren, um eine Pandemie zu verhindern. Eine lokale Eindämmung schien möglich.

Am Vormittag des 21. Januar hatten wir noch ein Diagnostikmeeting im Institut abgehalten, um neben den anderen diagnostischen Aufgaben auch zu besprechen, ob es sinnvoll wäre, den Test auf das neuartige Coronavirus im Institut zu etablieren. Die Grundlage für die Testentwicklung war die Genomsequenz, die in China veröffentlicht worden war. Zudem hatte mein Vorgänger am Institut, Christian Drosten, bereits einen Test an der Berliner Universitätsklinik Charité entwickelt, der leicht adaptierbar war. Wir diskutierten, ob es sinnvoll wäre, ihn bei uns einzuführen. Aufgrund des Mangels an Personal und der großen Arbeitsbelastung der Mitarbeiter entschieden wir uns vorerst dagegen. Wir wollten abwarten.

Am Abend dieses 21. Januar saß ich in Brüssel mit amerikanischen Bekannten zusammen, als plötzlich die Meldung kam: In den USA war ein Mann positiv auf den neuen Erreger getestet worden. Der erste Fall außerhalb Asiens! Mit einem Mal war das neue Virus bedenklich nahe gerückt. Wir mussten uns vorbereiten. Wir brauchten den Test. Ich rief meine Stellvertreterin an, um mit ihr die neue Situation zu besprechen. Wir diskutierten, wie lange wir brauchen würden, um den Test zu etablieren. Es war Dienstag, und wir wollten ihn bereits Ende der Woche einsatzfähig haben. Meine Sorge bestand darin, dass es schon erste Fälle in Deutschland gab, die wir übersehen hatten.

Die Verbindungen zwischen China und vielen Städten in Nordrhein-Westfalen waren rege. Auch ich hielt noch Kontakt zu meinen Kollegen in Wuhan. Die Bilder von dort, die in den folgenden Tagen in den sozialen Medien auftauchten, waren erschreckend – Szenen, die das chinesische Staatsfernsehen nicht zeigte. Menschen, die reihenweise umzukippen schienen, eine Frau, die eine Fledermaus aß, ein Mann, der lebende Mäusebabys verspeiste. Dann geheime Aufnahmen. »Mein Gott, so viele Tote«, kommentierte einer den Anblick eines Leichenwagens vor dem Krankenhaus. Doch viele der Bilder waren falsch. Die Menschen, die umkippten, starben nicht an dem neuen Virus; es waren zum Teil alte Aufnahmen und der Grund zum Beispiel ein Herzinfarkt. Die Frau, die die Fledermaus aß, tat dies auf den Philippinen für eine Reisesendung. Aber wer wusste schon, was stimmte oder nicht. Hier begann bereits eine Infodemie, die sich durch die gesamte Coronakrise ziehen sollte.

Am nächsten Morgen fuhr ich mit dem ICE zurück nach Bonn.

Webasto – Der erste Fall in Deutschland

Das Virus hatte die Grenzen Chinas verlassen, und dass es nun auch zu uns kommen würde, stand außer Frage. Es begann ein Warten, in welchem deutschen Labor der erste Fall auftauchen würde. Wir tauschten uns aus. Der Test war gut etabliert. Er zeigte verlässlich unsere Positivkontrolle an und war verlässlich negativ. Da lag aber meine Sorge. Ich befürchtete, dass der Test zwar funktionierte, aber nicht das Virus detektierte. Bisher hatte nämlich noch niemand in Deutschland eine Probe des Virus und damit die Möglichkeit, das Virus selbst nachzuweisen. Die Positivkontrolle war bis dahin nur ein künstlich erzeugter Strang Ribonukleinsäure, abgekürzt RNA. Aus dem Labor, kein Virus. Der Gedanke, das Virus könnte sich ohne unsere Kenntnis ausbreiten, sorgte bei mir für Anspannung.

Wir hatten im Labor viel Erfahrung mit Coronaviren, nicht nur mit SARS, sondern auch mit fünf weiteren, die den Menschen krank machen können. Darüber hinaus gibt es unzählig viele Coronaviren im Tierreich. Man nennt sie Coronaviren, da sie in ihrem Aussehen unter dem Elektronenmikroskop der Sonnenkorona ähneln. Das Bild entsteht durch die Spikes – den auf der Oberfläche der Viren sitzenden stachelartigen Proteinen, die für den Eintritt in die Wirtszelle zuständig sind. Bekannt wurden Coronaviren der Allgemeinheit mit dem SARS-Virus. Im Jahr 2002 ging es vermutlich von Schleichkatzen auf den Menschen über und breitete sich weltweit aus. Auch damals war es ein bis dahin unbekanntes Coronavirus; es gab rund 8400 Infizierte und 800 Todesopfer. Das Besondere an SARS ist, dass es tief in der Lunge repliziert und dadurch eine schwere atypische Lungenentzündung verursacht. Durch diese Lage in der Lunge ist es sehr viel gefährlicher als das neue SARS-CoV-2-Virus, aber da es nicht im gleichen Maß im Rachen aktiv ist, überträgt es sich schlechter. Den Ausbruch damals hatten die chinesischen Behörden versucht zu verheimlichen. Umso skeptischer wurden die derzeitigen Berichte aus China betrachtet. Es schien aber, als wollte man nun alles richtigmachen.

Später folgte ein weiteres Coronavirus: das Middle East Respiratory Syndrome Related Virus, MERS, das von Kamelen auf den Menschen übergegangen war. In mehreren Ländern kam es in verschiedenen Wellen zu Ausbrüchen, wobei die größten in Saudi-Arabien, den Vereinigten Arabischen Emiraten und der Republik Korea zu verzeichnen waren. Das Virus scheint aber zum Glück nicht ohne Weiteres von Person zu Person übertragen zu werden, es sei denn, es besteht ein enger Kontakt. Aber es ist tödlich, rund 35 Prozent der Infizierten versterben.

Während SARS seit dem Ausbruch 2002 nicht mehr aufgetreten ist, kommt MERS immer mal wieder sporadisch vor, sodass verstärkt nach einem Impfstoff gegen MERS geforscht wird. Aber auch an einem universellen Coronavirus-Impfstoff wurde schon vor SARS-CoV-2 geforscht. Denn nicht nur MERS und SARS plagen die Menschen, sondern eine ganze Reihe an Viren, die schon vor Jahrzehnten, ja Jahrtausenden auf den Menschen übergegriffen haben. Diese Coronaviren sind bei uns heimisch oder endemisch. Das letzte von ihnen ist vor rund 130 Jahren auf den Menschen übergegangen, die anderen vor mehreren Tausend Jahren. 1891 löste das Coronavirus OC43 vermutlich die Russische Grippe aus, eine weltweite Pandemie, bei der geschätzt eine Million vor allem ältere Menschen verstarben. Das OC43-Virus war von der Kuh auf den Menschen übergegangen; dem kam man auf die Spur, weil plötzlich viele Kühe gleichzeitig krank wurden. Heute ist auch dieses Virus bei uns heimisch geworden. Über OC43 hinaus kennen wir weitere drei dieser endemischen Coronaviren, die Namen wie HKU1, NL63 und 229E tragen. Sie alle sind für 10 bis 30 Prozent der grippalen Infekte verantwortlich, die uns in jeder Herbst-/Wintersaison heimsuchen.

Nun war also ein neues Coronavirus auf den Menschen übergegangen. Nannte man es Ende Januar 2020 noch novel Coronavirus 2019, so legte das Expertengremium ICTV (International Committee on Taxonomy of Viruses) später die Bezeichnung SARS-CoV-2 fest. Grund war die enge Verwandtschaft zum schon bekannten SARS-CoV, mit dem es eine genetische Ähnlichkeit von rund 80 Prozent aufweist. Im Februar führte die WHO dann für die Erkrankung an SARS-CoV-2 die Bezeichnung COVID-19 ein: Coronavirus Infectious Disease 2019.

SARS-CoV-2 war auch für uns als Wissenschaftler noch schwer einzuschätzen. Aus China kamen Bilder Schwerstkranker auf Intensivstationen, Wuhan wurde unter Quarantäne gestellt. Je mehr dieser Bilder und Meldungen von schweren Verläufen die Menschen erreichten, umso größer wurde die allgemeine Unsicherheit. Vor allem die Frage nach der Gefährlichkeit des neuen Erregers machte Angst. SARS war tödlich, und es bestand die Sorge, dass sich SARS-CoV-2 ähnlich verhalten würde.

Nur Tage später hatten wir dann tatsächlich den ersten Fall in Deutschland: Ein 33-jähriger Beschäftigter des bei München angesiedelten Automobilzulieferers Webasto war mit dem neuen Coronavirus infiziert, wie man am 27. Januar bekannt gab. Er hatte keine starken Symptome, eher eine milde Erkältung. Man wurde auf ihn aufmerksam, da die chinesischen Behörden mitteilten, dass eine Infizierte Webasto besucht hatte. Eine chinesische Mitarbeiterin, die sich vermutlich bei ihren Eltern in Wuhan angesteckt hatte, war vom 20. bis 22. Januar in Deutschland gewesen und hatte in der Stockdorfer Webasto-Zentrale an einigen Workshops und Meetings teilgenommen und das Virus dort weitergegeben – so erste Erklärungsversuche über den Infektionsweg. Angeblich hatte sie keine Symptome, doch das stellte sich im Nachgang als falsch heraus. Die meisten Kontaktpersonen bei Webasto waren lange Zeit gemeinsam mit ihr in einem Raum gewesen und hatten über Stunden zusammengesessen. Wie überraschend ein Übertragungsweg sein kann, zeigte die Geschichte von einem Salzstreuer, die bald die Runde machte. In der Kantine hatten wohl zwei der später Infizierten Rücken an Rücken gesessen: Der eine fragte den anderen nach dem Salzstreuer, und auf diese Weise kamen sie in engen Kontakt. Diese kurze Begegnung hatte für die Virusweitergabe ausgereicht.

Unser Institut wurde von verschiedenen Seiten um eine Einschätzung der Situation gebeten und gefragt, ob wir bereit seien, Tests durchzuführen. Wir testeten mit dem für das neue Coronavirus angepassten PCR-Test (Polymerase Chain Reaction). PCR-Tests werden vielseitig in der Diagnostik von viralen Erregern eingesetzt, aber auch, um den Verlauf einer viralen Erkrankung zu dokumentieren. Sie sind sehr sensitiv, erkennen also bereits eine sehr geringe Viruslast. Der Test arbeitet mit dem genetischen Material des Virus, der Desoxyribonukleinsäure (DNA) oder im Falle von SARS-CoV-2 der Ribonukleinsäure (RNA). Aus dem extrahierten genetischen Material wird ein Abschnitt vermehrt und detektiert, was über Signalsonden geschieht. Man extrahiert also aus dem Rachenabstrich eines potenziell Infizierten die gesamte RNA. Aus diesem Material werden dann einzelne virusspezifische Genabschnitte amplifiziert, das heißt vermehrt.

Das geschieht mithilfe eines Enzyms der Taq-Polymerase. Aus einem werden zwei, aus zwei vier, aus vier acht, aus acht sechzehn und so weiter. Dieser Prozess läuft unter einer bestimmten Temperatur ab; bei manchen Temperaturen arbeitet das Enzym, bei anderen hört es auf. Schließlich fährt man die Temperatur hoch, wodurch der Prozess gestoppt wird. Die Abschnitte fallen auseinander und man hat ein neues Substrat. Mit den nunmehr zwei Abschnitten startet man den Prozess neu und erhält vier und so weiter. Auf diese Weise können viele gleiche Genabschnitte produziert werden. Bei jedem Durchlauf spricht man von einem Zyklus. Es handelt sich also um ein Verfahren, bei dem man Zyklen anfahren lässt und wieder stoppt, erneut anfahren lässt und erneut stoppt.

In der Regel lässt man 40 bis 45 Zyklen durchlaufen, wodurch RNA-Ketten vom gleichen Abschnitt entstehen – daher der Name Polymerase-Ketten-Reaktion für dieses Laborverfahren. Wann das Signal positiv wird, liest man am CT-Wert ab (Cycle Threshold), dem Zykluswert. Ein niedriger CT-Wert bedeutet, dass bereits mehr Virus im Ausgangsmaterial vorhanden war als bei einem hohen und der Wert daher früher positiv wird. Sind 40 bis 45 Zyklen ohne Nachweis durchgelaufen, ist es unwahrscheinlich, dass das genetische Material des Virus in der Probe enthalten ist. Es kann immer mal zu Verschleppungen kommen; das heißt, dass Material von der einen Probe aus Versehen in Kleinstmengen in der anderen landet. Da aber das genetische Material in großen Mengen vermehrt wird, reicht so wenig Material aus, um das Testergebnis zu verfälschen. Daher wird in den meisten Laboren eine Infektion durch einen weiteren Test, bei dem man einen anderen Genabschnitt des Virus nachweist, noch einmal bestätigt.

Wir hatten den Test im Labor etabliert, und er funktionierte – mit dem artifiziellen RNA-Strang, der uns als Positivkontrolle diente. Ob er tatsächlich den Nachweis einer Infektion beim Menschen lieferte, konnten wir bisher nicht mit Sicherheit sagen, denn dafür brauchten wir einen positiven Fall. Und den hatten wir bislang nicht. Dabei tauchten erstaunlich viele Patienten mit Bezug zur Region Wuhan bei uns auf, wie zum Beispiel ein Mann aus einem 100 Kilometer von dort entfernten Ort, der schwere und eigentlich typische Symptome aufwies. Auch sein Sohn hatte Symptome, und wir waren überzeugt davon, dass es sich um SARS-CoV-2 handelte. Doch selbst er war nicht infiziert. Wir testeten viel – entgegen der allgemeinen Vorgaben, nur gezielte Tests durchzuführen –, immer mit negativem Ergebnis, und uns beschlich ein erster Zweifel an der Aussagekraft des Tests oder ob er bei uns im Labor tatsächlich funktionierte.

Auf gleich zwei Infizierte stieß Anfang Februar eine Kollegin von der Uniklinik in Frankfurt beim Testen der Menschen, die bei der Rückholaktion der Bundesregierung von Deutschen aus Wuhan ins Land kamen. Wir kannten uns aus unserer gemeinsamen Zeit in Essen, waren befreundet und weiterhin in engem Kontakt. Eigentlich sollten die Rückkehrer gar nicht durchgetestet werden. Sie tat es trotzdem. Beide Infizierte hatten keine erkennbaren Symptome, da war es schon erstaunlich, sie herauszufischen. Ich fragte meine Kollegin, ob ich eine Probe des Amplifikats zum Testen bekommen könnte, um zu sehen, ob unser Test funktionierte. Ein paar Tage später kam das Paket bei uns an, und wir konnten zeigen, dass auch wir das neue Coronavirus nachzuweisen vermochten. Damit waren alle bisherigen Getesteten auch wirklich negativ, es gab also nach wie vor keinen SARS-CoV-2-Fall in unserer Klinik. Und das, obwohl einige Patienten starke Krankheitssymptome gezeigt hatten. Umso mehr überraschten die milden Symptome bei den Patienten in München und Frankfurt.

In den nächsten Tagen vermuteten wir hinter jedem Patienten auch mit milder grippaler Symptomatik, der zu uns in die Klinik kam, eine COVID-19-Erkrankung. Alle waren in der ständigen Erwartung, auf Infizierte zu stoßen. Auch unter den Webasto-Mitarbeitern und ihren Angehörigen stieg die Zahl an Infizierten weiter (schlussendlich waren es 15 Personen).

Aus Sorge vor Ansteckung diskutierten wir intern mit den Hygienikern und dem Vorstand ein Karneval-Verbot für unsere Mitarbeiter. Vor allem aus der Hygieneabteilung kamen Bedenken. Und tatsächlich muss man im Nachhinein feststellen, dass der Karneval die perfekte Umgebung für eine Verbreitung gewesen wäre und es nur dem frühen Zeitpunkt im gesamten Infektionsgeschehen zu verdanken war, dass flächendeckende Neuinfektionen ausblieben. Das Rheinland hatte Glück gehabt. Wir hatten Glück gehabt. Nach damaligem Wissensstand schien ein Verbot nicht angemessen, und es wurde daher nur zur Vorsicht gemahnt.

Schon jetzt, Ende Januar, fanden erste Treffen im Gesundheitsamt in Bonn statt, um über das neue Coronavirus zu informieren und Teststrategien abzusprechen. Wir bereiteten uns auf mögliche Szenarien vor – aber alles in noch recht sorgloser Atmosphäre. Anfragen zu Röteln, HIV oder anderen Erkrankungen, die uns für gewöhnlich täglich erreichten, gingen jedoch in den Wochen danach merklich zurück, und das Thema Corona wurde immer bestimmender.

Am Universitätsklinikum war auf Initiative der Notaufnahme eine Taskforce entstanden. Es ging darum, den Ernstfall durchzusprechen. Was würde es bedeuten, wenn viele Infizierte auf einmal bei uns einträfen? Wie hoch waren unsere Kapazitäten? Wie konnten wir isolieren? Welche Stationen konnten wir im Notfall umfunktionieren? Wie sollten wir mit schweren Fällen verfahren? Die Verlegung in ein Krankenhaus mit einer Intensivstation, die auch mit Erregern der Klasse 3 umgehen konnte, wurde diskutiert.

Mikroorganismen werden nach ihrer Gefährlichkeit in unterschiedliche Schutzstufen eingeteilt. Bei der Risikogruppe 1 handelt es sich um Erreger, bei denen es unwahrscheinlich ist, dass sie den Menschen krank machen. Zum Beispiel Milchsäurebakterien, die auf der Haut vorkommen. Bei der Risikogruppe 2 handelt es sich um Erreger, die eine Krankheit beim Menschen hervorrufen können, bei denen aber eine Verbreitung in der Bevölkerung unwahrscheinlich und eine Vorbeugung oder Behandlung möglich ist. Hierzu zählen zum Beispiel die Herpesviren, aber auch das Hepatitis A-Virus. Zur Risikogruppe 3 zählen Erreger, die eine schwere Krankheit beim Menschen hervorrufen können und bei denen die ernste Gefahr einer Verbreitung in der Bevölkerung besteht. Normalerweise ist eine wirksame Vorbeugung oder Behandlung möglich. Hierzu zählen nicht nur das SARS-CoV-2-Virus, sondern auch HIV und Hepatitis C. Zur höchsten Sicherheitsstufe 4, zu der auch das Ebolavirus gerechnet wird, gehören Erreger, die eine schwere Krankheit beim Menschen hervorrufen, bei denen die Gefahr einer Verbreitung in der Bevölkerung groß ist und für die es keine wirksame Vorbeugung oder Behandlung gibt.

Unser Wissen über SARS-CoV-2 basierte immer noch auf den Daten und Bildern aus Wuhan. Die Vorstellung war, dass es vornehmlich zu schweren Krankheitsverläufen kommen würde – die milden Verläufe bei den Rückkehrern und den Webasto-Infizierten erstaunten uns eher. COVID-19 wurde allgemein wahrgenommen als schwere Lungenentzündung.

Auch aus Norditalien kamen in den nächsten Wochen Bilder und Nachrichten von Schwerkranken und überfüllten Krankenhäusern und wirkten wie eine Bestätigung. Intensivmediziner aus Bergamo berichteten plastisch von heftigen Erkrankungen und sterbenden Menschen auf ihren Stationen. Die Situation sah dramatisch aus und blieb auch auf uns nicht ohne Wirkung. In Deutschland wuchs die Sorge, Krisensitzungen und Interviewanfragen nahmen zu, die öffentliche Wahrnehmung der Situation veränderte sich.

Viele Fragen und kaum Antworten

Wie kann man theoretisch etwas einschätzen, das man praktisch nicht kennt? Die Zeit raste; in einer Woche passierte so viel wie sonst in Monaten nicht. Gesundheitsämter, Bürger, Presse, Politiker wollten alle eine Expertise, Fragen kamen von allen Seiten. Fragen nach Masken, Fragen nach Desinfektionsmitteln, Fragen nach Übertragung draußen und drinnen. »Habe ich Corona?«, »Mein Nachbar ist Chinese. Ist das gefährlich?«, »Kann ich mich an Paketen aus China anstecken?«, »Kann ich noch chinesisch essen gehen?« Und viele Fragen rund um das Virus, deren Beantwortung schwer war, da wir noch immer kaum etwas über SARS-CoV-2 wussten. Man fragte, ob es stimme, dass Knoblauch oder Sesamöl vor einer Coronainfektion schützten und ob die Pharmaindustrie (oder Bill Gates) das Virus im Labor gezüchtet bzw. finanziert und patentiert habe.

Es war ein Gefühl des Wartens und Vorbereitens auf den Ernstfall wie vor einem Feuerwehreinsatz. Er würde kommen, man wusste nur nicht, wann, wie und wo. Denkbar war ein einzelner Fall, aber auch gleich ein ganzer Ausbruch. Bei einem positiven SARS-Befund sollte eine E-Mail-Kaskade an den breiten Verteiler der Taskforce losgehen, damit alle schnell alarmiert waren.

Teststrategien wurden erörtert. Das Robert Koch-Institut (RKI) formulierte Richtlinien, wer getestet werden sollte: bei Krankheitsanzeichen und Bezug zu einem Infektionsland. Doch damals musste man schon aus der Provinz Hubei kommen, deren Hauptstadt Wuhan ist, und Symptome haben, um getestet zu werden. Ein Vorgehen, das mit heute nicht mehr zu vergleichen ist. Daran gemessen waren unsere Testkapazitäten sehr gut, aber die Nachfrage stieg, und wenn wir Leute, die von irgendwoher zurückkehrten, testen würden, blieben wir unter Umständen auf den Kosten sitzen. Und es kamen immer mehr Menschen zu uns und wollten sich testen lassen, weil sie überzeugt waren, infiziert zu sein. Viele waren bereit, den Test selbst zu bezahlen. Ende Januar hatten wir immerhin bereits etwa 100 Tests durchgeführt, die meisten davon bei Selbstzahlern.

Im Institut und am Klinikum tauchten praktische Fragen auf, da wir die internationale Nachfrage nach den gleichen Erzeugnissen spürten: Was war mit Desinfektionsmitteln – könnten wir sie notfalls selbst produzieren? War ein Desinfektionsmittel nicht nur wirksam gegen das Virus, sondern auch verträglich für die Haut? Wie sahen die Mundschutz-Ressourcen für die Klinikmitarbeiter aus? Welche Mundschutze brauchten wir eigentlich für welche Mitarbeiter? FFP3-Masken, FFP2-Masken, OP-Masken?

Im normalen Krankenhausalltag kommen FFP2- und FFP3-Masken dort zum Einsatz, wo eine Aerolisierung stattfindet, also die Verteilung von Virusmaterial durch kleinste Luftpartikel. Das kann beispielsweise bei einer Intubation zum Problem werden, wenn eine Röhre direkt in die Atemwege des Patienten eingeführt wird, oder auch beim Weglasern von Warzen. Dabei können sich Aerosole mit lebendem Virus in der Luft verteilen, sich im Rachenbereich des Personals ablagern und eine Infektion auslösen. Auch im Labor, wo mit Erregern gearbeitet wird, tragen die Mitarbeiter eine FFP2- oder FFP3-Maske zum Selbstschutz. Bei uns im Stufe-3-Labor (es gibt 4 Sicherheitsstufen, wobei die 4. die höchste ist) tragen wir sogar externe Respiratoren, die gefilterte Frischluft unter den Helm pusten. Bei den FFP2- und FFP3-Masken handelt es sich um partikelfiltrierende Schutzvorrichtungen, die sich in Dicke und Durchlässigkeit und damit auch statischer Ladung voneinander unterscheiden – darin, wie viele Schadstoffe und Viren sie abhalten. Beide Ausführungen gibt es mit und ohne Filter, wobei ein Filter den Vorteil hat, dass es keinen CO_2-Rückstau unter der Maske gibt und das Atmen somit weniger beeinträchtigt wird.

FFP2- und FFP3-Masken waren schon Mitte Februar schwer zu bekommen, denn die Produktion ging in großen Mengen nach China. Vor allem aber wurde die Sicherstellung von ausreichend OP-Masken zum Problem. Diese Masken dienen dazu, den Patienten bei einer Operation zu schützen, denn sie verhindern, dass der Behandelnde beim Sprechen versehentlich bakterienhaltige Tröpfchen (und wir haben viele Bakterien im Mund) in die Wunde lässt und sich dort eine Infektion bildet. OP-Masken waren im Klinikalltag äußerst wichtig, schließlich wurden sie bei jeder Operation gebraucht – doch gerade diese Masken wurden in den kleineren Krankenhäusern schon zur Mangelware. So standen wir vor dem Problem, dass vielleicht nicht nur Corona, sondern auch der Mangel an Masken zur Gefahr für die Gesundheit würden, wenn nämlich eine OP nicht mehr durchgeführt werden könnte.

Aber auch die Utensilien für die PCR-Tests waren knapp. Welche Swabs waren die besten, und waren diese auch in großen Mengen verfügbar? Swabs sind gebrauchsfertige Abstrichtupfer zur Probenentnahme im Rachenbereich mit den dazugehörigen Transportröhrchen. Am liebsten waren uns sogenannte *flocked swabs* – kleine Bürstchen, die Zellen und Bestandteile aus dem Rachen gut aufnehmen. Wattestäbchen waren auch geeignet, aber besser noch waren Stäbchen mit Bürstchen, um brauchbares Material aus dem Rachen zu kratzen. Auch auf die Materialien für die PCR-Tests würde bald ein Run einsetzen – das war schon jetzt absehbar. Es ging um Enzyme und ganze Testkits, die wir in großen Mengen vorhalten mussten. Selbst bei Plastikmaterialien sollte es eng werden. Pipettenspitzen, Kartuschen, Platten, Kappen und und und. Weltweit stieg die Nachfrage. Plötzlich wurden chaotrope Salze, die für die Herstellung der Kits verwendet wurden, knapp. Wen hatten diese Salze vor der Pandemie interessiert?

Wie weit und wie schnell konnten wir unsere Kapazitäten hochskalieren? Waren wir in der Lage, 2000, 3000 Tests in der Woche oder besser am Tag zu machen? Und immer wieder die Frage: Wer sollte abgestrichen werden, wer sollte selbst zahlen? Zwar wuchs weltweit die Anzahl der Regionen mit Clusterausbrüchen, jedoch kam das RKI nur langsam mit der Ausweisung von Risikogebieten nach. Die Gesundheitsämter richteten Hotlines ein. Es war wie die angespannte Ruhe vor einem Sturm, der vorerst ausblieb. Auch in Baden-Württemberg wurden nun erste vereinzelte Coronainfektionen bestätigt. Die Einschläge kamen näher.

Gangelt – Das erste große Ausbruchsgeschehen in Deutschland

26. Februar. Ein Mann aus dem Kreis Heinsberg, knapp 120 Kilometer von Bonn entfernt, war tags zuvor positiv auf SARS-CoV-2 getestet worden und wenig später auch seine Frau. Beiden ging es schlecht, sie hatten schwere Symptome. So wie wir es von den Berichten aus Bergamo kannten. Sie wurden bald auf die Intensivstation des Uniklinikums Düsseldorf verlegt, denn diese war auf komplizierte und gefährliche Infektionserreger ausgelegt. Das Paar hatte am 15. Februar an einer Kappensitzung im Ortsteil Langbroich der Gemeinde Gangelt teilgenommen und sich wohl dort infiziert, wie man vermutete. Es bestand die Sorge, dass sich viele auf der Feier angesteckt haben könnten. Womöglich war der gesamte Landkreis betroffen. Sollte es das erste Superspreadingevent in Deutschland sein? Zumindest war es das erste große Ausbruchsgeschehen in Deutschland und der erste Fall in Nordrhein-Westfalen, direkt vor unserer Haustür.

Im Kreis Heinsberg selbst lief die Nachverfolgung der Kontaktpersonen des infizierten Ehepaars sofort an, und alle Teilnehmer der Kappensitzung wurden aufgerufen, sich zu melden und sich mit den Angehörigen ihres Haushalts in eine 14-tägige Quarantäne zu begeben. Aber es wurde wenig getestet, nur die direkten Kontaktpersonen. Am Abend des 27. Februar war die Anzahl der bestätigten COVID-19-Fälle auf 20 hochgegangen, bereits 37 waren es dann nur einen Tag später. Vornehmlich in Gangelt und der direkten Umgebung. Und die Zahlen sollten schnell noch stärker ansteigen, auch wenn nur ein Bruchteil aller Infektionen erfasst wurde, wie sich später herausstellte.

Der Student aus Bonn – Unser Indexpatient

27. Februar. Ein Student, der in der offenen Ganztagsbetreuung einer Grundschule in Bonn arbeitete, kam an diesem Donnerstag in die Notaufnahme unserer Klinik und wollte getestet werden. Er hatte keine Symptome, aber an verschiedenen Karnevalsveranstaltungen in Heinsberg teilgenommen. Doch ohne Symptome und ohne Testempfehlung des RKI konnten wir nicht einfach testen. Daher sollte er die Kosten für den Coronatest von 128 Euro selbst tragen. Daraufhin ging er wieder und fuhr mit den öffentlichen Verkehrsmitteln nach Hause, nur um am folgenden Tag erneut bei uns in der Virologie aufzutauchen – sein Arbeitgeber hatte sich bereit erklärt, den Test zu bezahlen. Also nahmen wir den Abstrich vor.

Am Abend war ich auf dem Weg nach Berlin, als mich die Nachricht erreichte, dass bei dem jungen Mann der erste Test ein positives Ergebnis erbracht hatte. Dieser musste aber noch bestätigt werden, um ein falsch-positives Ergebnis auszuschließen. Auf den ersten Test mit dem Nachweis eines Genabschnitts, der bei SARS-1 und SARS-2 vorkommt, wird im zweiten Test ein weiterer Genabschnitt herangezogen, den man nur bei SARS-2 aufzeigen kann. Mit dem Nachweis von zwei Genabschnitten ist der Test fast 100-prozentig genau.

In Berlin erfuhr ich dann, dass der zweite Coronatest des Studenten die Bestätigung gebracht hatte: Er war mit dem SARS-CoV-2-Erreger infiziert. Was war zu tun? Ich war eigentlich auf dem Weg zu einer Gala. Es war ein denkbar schlechter Moment, mich mit dem Team zu koordinieren. Ich fand einen kleinen Abstellraum, in dem ich meinen Laptop aufschlug. Dort telefonierte ich mit meiner Stellvertreterin, dem ärztlichen Direktor und unserem Krankenhaushygieniker. Ich beschloss, nach Bonn zurückzufliegen. Die nächste Maschine ging früh am nächsten Morgen.

Noch in der Nacht hatte im Bonner Gesundheitsamt in meiner Abwesenheit ein Treffen stattgefunden, bei dem entschieden worden war, die Schule zu schließen und alle Kontaktpersonen des Infizierten zu testen. Durchgeführt werden sollte die Testung von immerhin 234 Schülern und Lehrern durch die Feuerwehr. Am Wochenende wurden die Feuerwehrleute darin geschult, wie man einen Abstrich vornimmt, und auch, wie man sich selbst schützt. Unsere Hygieniker zeigten ihnen das Anlegen der Schutzkleidung und erklärten die wichtigsten Hygieneregeln. So ausgerüstet, gingen sie Samstag und Sonntag von Haus zu Haus und nahmen die Abstriche vor. Aus rein wissenschaftlichem Interesse testeten wir auch auf Grippe und fischten tatsächlich zwei positive Fälle heraus. Die Conoratests hingegen fielen alle negativ aus. Ganz glücklich war ich über die Massentests nicht. Es war zwar gut zu untersuchen, ob das Virus weitergetragen wurde, doch um das mit Sicherheit sagen zu können, war es etwas zu früh. Gerade einmal vier Tage lagen zwischen dem Kontakt zur Indexperson und unserer Testung; die Inkubationszeit war meist etwas länger.

Es blieb der Student, unser Indexpatient. Er lebte in Bonn, und mich drängte es als Virologe und Arzt, mehr über seine Infektion herauszufinden. So rief ich ihn an und erkundigte mich, wie es ihm gehe und ob ich ihn einmal besuchen könnte. Ich wollte einen zweiten Abstrich machen, Blut abnehmen und ihn zu den Symptomen befragen. Er stimmte zu, und so fuhr ich noch am Samstag, dem 29. Februar, zu ihm nach Hause. Da es zu diesem Zeitpunkt wenig Erfahrung im Umgang mit Infizierten gab, stellte sich auch die Frage nach der Schutzkleidung. Ich folgte der Anweisung unseres Hygienikers und trug einen Einmalkittel, Sichtschutz, Handschuhe und eine FFP3-Maske.

Trotz der Ausrüstung war mir mulmig. Ich hatte so viele Berichte über das Virus gelesen, aber ich konnte es noch immer nicht einschätzen. Ich versuchte penibel, alles richtig zu machen, um eine Infektion zu verhindern. Der Mann wohnte in einer kleinen Wohnung im Souterrain. Ich klingelte und ging die dunkle Treppe hinunter. In voller Montur stand ich vor ihm. Ich befragte ihn zunächst nach seinen Symptomen, und er berichtete, dass er außer einem Kratzen im Hals und leichtem Schnupfen keine Beschwerden habe. Doch er könne kaum etwas riechen und schmecken. Kein Wunder bei der Diagnose, dachte ich und tippte auf einen Lagerkoller, denn es war schon eine beklemmende Situation, in der er sich da befand. Lebensmittel hatte er kaum, sodass ich erst einmal mit dem Gesundheitsamt telefonierte, damit seine Essensversorgung für die Zeit gesichert war. Zudem fühlte er sich hilflos, denn man machte ihm Vorwürfe, er habe das Virus nach Bonn geholt. Auch anderen Infizierten wurden bald Vorhaltungen gemacht, sie hätten sich nicht angemessen verhalten und seien schuld am Ausbruchsgeschehen.

Dieses Phänomen, nicht den Erreger als den Feind zu erkennen, sondern die Infizierten dazu zu machen, ist eine alte traurige Verhaltensweise des Menschen. Bei der Pest sollten es die Juden gewesen sein, und HIV-Infizierte haben weltweit immer noch mit Stigmatisierung und Diskriminierung zu kämpfen. Die Ausgrenzung HIV-Infizierter ist ein großes Problem. Das Bild von Aids als die »Homosexuellen-Seuche«, wie *Der Spiegel* einst titelte, hat sich bei den Menschen festgesetzt und ist auch mit Fakten nur schwer zu bekämpfen. Aus Angst vor Ansteckung wollen sie einen HIV-Infizierten nicht umarmen, schrecken davor zurück, gemeinsam aus einem Glas zu trinken oder im Bus dieselbe Haltestange anzufassen, in dem falschen Glauben, das Virus könne über Schmierinfektion übertragen werden. Dabei ist HIV heute nicht nur medikamentös so gut behandelbar, dass Infizierte ein beinahe normales Leben führen können mit annähernd der gleichen Lebenserwartung wie Nichtinfizierte. Zudem ist wissenschaftlich erwiesen, dass das Virus, wenn jemand medikamentös behandelt wird, als Folge dieser Therapie unter der Nachweisgrenze bleibt und nicht mehr weitergegeben werden kann. Ein therapierter Infizierter ist also nicht ansteckend. Dennoch ist die Stigmatisierung bei HIV so groß, dass viele Frauen in

Afrika sich nicht testen lassen aus Angst, die HIV-Medikamente könnten entdeckt und sie selbst verstoßen werden.

Die gesellschaftliche Ausgrenzung ist generell ein Problem, das bei Infektionskrankheiten immer wieder auftritt und ganze Gruppen betrifft. Auch beim Coronavirus spürten Menschen mit asiatischem Hintergrund diese Ausgrenzung. Die Schriftzüge in den Zeitungen zum Thema Corona färbten sich gelb, und US-Präsident Trump nannten SARS-CoV-2 bis zuletzt das »China-Virus«. Tatsächlich wurden historisch Erreger häufig nach dem Entdeckungsort benannt. »Krim-Kongo-Fieber-Virus«, »Marburg-Virus« oder »Rift-Valley-Fieber«, aber diese Terminologie ist offenkundig nicht mehr zeitgemäß.

Ich verstand mich gut mit dem Studenten, nahm die Proben, sprach lange mit ihm und besuchte ihn zwei Tage später ein weiteres Mal. Er musste schlussendlich mehr als drei Wochen isoliert verbringen, denn das Virus war noch bei zwei weiteren Tests jeweils zehn Tage später bei ihm nachweisbar, und nach den Vorgaben damals mussten zwei negative Tests vorliegen, bevor man die Quarantäne beenden konnte.

Hierbei ging es um den PCR-Test, der durch seine hohe Sensitivität auch dann noch zu positiven Ergebnissen führen kann, wenn die Infektiosität eigentlich vorbei ist. Man kann sich das so vorstellen, dass mit der Infektion eine Schlacht zwischen dem Virus und dem Immunsystem stattfindet, bei der es zu Gefangenen kommt, den Viren, die zum Beispiel noch mit Antikörpern am Rachenschleim kleben. Es gibt noch Virenleichen, von denen nur noch das genetische Material nachgewiesen werden kann, und vom Immunsystem umzingelte infizierte Zellen und Infektionstaschen in denen noch letzte Viren überleben, auch wenn die Schlacht eigentlich geschlagen ist. Deshalb kann der PCR-Test noch längere Zeit positiv sein, obwohl der Infizierte nicht mehr infektiös ist. Somit machte die Vorgabe des RKI, mit einem zweiten Test nachzuweisen, dass ein Infizierter niemanden mehr anstecken kann, zwar theoretisch Sinn, erwies sich aber in der Praxis als problematisch und wurde im Lauf der Pandemie aufgegeben. Und das Problem der Positivrate der PCR blieb bestehen.

In der Woche darauf meldete sich das Gesundheitsamt in Heinsberg mit der Bitte um Hilfe bei der anfallenden Diagnostik bei uns. Dem externen Labor, das die Proben der Kontaktpersonen untersuchte, waren die Materialien zum Testen ausgegangen, und ein Ersatz wurde gesucht. Das Problem der Ressourcenknappheit hatte sich noch verschärft, und wir waren froh, dass wir unsere Testung frühzeitig auf viele verschiedene Füße gestellt hatten. Schon seit Wochen bezogen wir unsere Materialien von unterschiedlichen Herstellern, und das hatte uns die ganze Zeit über in die Lage versetzt, viel und breit testen zu können, zudem hatten wir den Test auf verschiedenen Systemen etabliert. Auch jetzt hielten wir noch Kapazitäten vor und sagten Heinsberg unsere Unterstützung zu. Gleich am 2. März bekamen wir die erste Lieferung von dort. Ganze Pakete mit Proben kamen bei uns an. Während wir vorher nur negative Testergebnisse erhalten hatten, waren jetzt in jedem Lauf gleich mehrere positiv. Mit einem Mal drehte sich das Bild, und die Liste der positiven Befunde wurde länger.

Abends saß ich mit einem befreundeten Oberarzt aus der Inneren Medizin unserer Klinik bei einem Glas Wein zusammen. Wir kannten uns bereits aus dem Studium. Er war zwei Semester über mir gewesen, aber wir hatten damals in einer HIV-Schwerpunktpraxis zusammengearbeitet. Wir sprachen über die Proben aus Heinsberg und wie interessant und dringlich die Situation dort war. Doch hier lag auch eine unglaubliche Chance, das Virus, das Infektionsgeschehen und die sich entwickelnde Immunität besser zu verstehen. Wir hatten ein erstes großes Ausbruchsgeschehen in Deutschland, direkt vor unserer Haustür. Wir befanden uns am Anfang der Epidemie in Deutschland. Was in Heinsberg passierte, würde bald überall passieren. Für mich stand fest, dass man nicht tatenlos danebensitzen und zuschauen konnte, wie sich das Infektionsgeschehen entwickelte. Vielmehr stellte sich die Frage: Was können wir dazu beitragen, das Virus zu bekämpfen, seine Ausbreitung einzudämmen? Antworten darauf waren womöglich in Heinsberg zu finden. Man müsste dort eine Studie durchführen.

Heinsberg als einzigartige Chance

Die Zahl der positiv auf COVID-19 getesteten Menschen in Gangelt lag am 1. März bei 68, von denen alle – bis auf das erstinfizierte Ehepaar – nicht im Krankenhaus, sondern zu Hause in Quarantäne waren, gemeinsam mit ihren Familien. Damit war der Kreis Heinsberg laut RKI ein »besonders betroffenes Gebiet« – ausgewiesene Risikogebiete befanden sich alle im Ausland. Zu der Zeit wurden Stimmen laut, ob durch ein radikales Abriegeln der Region eine weitere Ausbreitung des Virus hätte behindert und das Ausbreitungsgeschehen auf einem Minimum hätte gehalten werden können; schließlich gab es damals in Deutschland nur sehr wenige Coronafälle. Es wäre vielleicht einen Versuch wert gewesen, den Kreis Heinsberg zum Risikogebiet zu erklären und Großveranstaltungen im Raum Nordrhein-Westfalen zu verbieten, um der Verbreitung entgegenzusteuern. Doch was damals noch niemand wusste war, dass ein anderer Ort zu einer rasanten Ausbreitung des Virus führen sollte: das »Kitzloch« – eine Après-Ski-Bar im österreichischen Ischgl.

Anfang März gab es eine solche Dichte von Infizierten wie in Gangelt nirgendwo sonst in Deutschland, und da das öffentliche Leben dort weitestgehend zum Erliegen gekommen – Schule und Kitas waren umgehend geschlossen worden – und von keinen touristischen Bewegungen auszugehen war, ließ sich das Infektionsgeschehen sicher gut nachvollziehen. Es bot sich die einmalige Chance, Wissen auf vielen Ebenen zu generieren, um vielleicht sogar Lösungen für ganz Deutschland zu entwickeln. Je mehr wir jetzt über das Virus in Erfahrung brachten, umso besser konnte man sich in anderen Orten darauf vorbereiten. Heinsberg war die Gelegenheit, SARS-CoV-2 genauer zu erforschen.

Und es gab viel zu klären. Wie breitete sich das Virus aus, wie groß war das Infektionsgeschehen überhaupt? Wie verhielt es sich mit der Immunität? Als Arzt stellte sich mir vor allem die Frage, was dieses Virus mit dem Menschen machte. Was waren die Symptome, und wie reagierte das Immunsystem? Wir wussten ja nicht einmal, ob es das Virus aus Wuhan war, das im Kreis Heinsberg kursierte, oder jenes aus Bergamo, denn Viren verändern sich und sind somit in Nuancen andere, je nachdem, woher sie kommen.

Um ein Virus aber erforschen zu können, muss man es erst einmal haben. Schon Ende Januar hatten wir das Virus von australischen Wissenschaftlern bekommen und erste Versuche damit gemacht. Zum Beispiel galt es bei der Frage der Immunität zu klären: Wie gut waren die Immunantworten gegen das Virus, und konnten die Antikörper es neutralisieren? Hatte jemand eine Immunantwort gebildet, die das Virus erkannte, aber nicht abtötete – oder eine Immunantwort, die beides konnte? Für die weitere Ausbreitung war es essenziell zu wissen, ob Infizierte eine Immunität entwickelten und wie diese aussah.

Wir tauschten uns aus unter Fachkollegen. Es waren viele Forscher aus dem HIV-Bereich dabei. Der Grund war recht einfach: Alle, die in diesem Bereich arbeiteten, waren Virologen, Infektionsmediziner und Immunologen. Und noch mehr: Sie arbeiteten seit Jahren in einer Pandemie, denn die HIV-Pandemie war nicht vorbei, und man hatte verstanden, dass eine Pandemie international war und nicht in einem Land allein besiegt werden konnte. So gab man sich Tipps und Protokolle zu dem Virus. Denn ein Virus zu halten und anzuzüchten ist nicht so banal, wie man annehmen könnte. Jedes Virus hat seine eigenen Regeln, nach denen es funktioniert: Man benötigt zunächst die richtigen Zellen; nicht jedes Virus wächst auf den gleichen Zellen, denn es braucht den richtigen Rezeptor, mit dem es in die Zellen eindringen kann, um dort dann zu wachsen. Manche Zellen haben auch in sich antivirale Mechanismen, die Viren blockieren können. So wächst HIV zum Beispiel am besten auf CD4-Zellen, SARS-Viren wachsen gern auf Verozellen wie auch Influenza-, Tollwut- oder Polioerreger. Verozellen stammen aus den Nierenzellen von grünen Meerkatzen – die beiden Wörter aus dem Esperanto, *verda* und *reno*, ergeben *vero*, was »grüne Niere« bedeutet.

Schon zu der Zeit begann natürlich auch die Suche nach Therapien. Zunächst glaubte man beispielsweise, dass HIV- und Hepatitismedikamente gegen COVID-19 helfen könnten. Das altbekannte Lopinavir-Medikament griff ein Enzym bei HIV an, das es in abgewandelter Form auch bei SARS-CoV-2 gibt. Man nahm daher an, dass Lopinavir gegebenenfalls wirken könnte. Ähnlich verhielt es sich mit dem Mittel Hydroxychloroquin. Es zeigte in der Petrischale eine sehr gute Hemmwirkung gegen eine Vielzahl an Viren und so auch gegen das SARS-CoV-2. Beide Mittel wurden mit einer Reihe anderer Wirkstoffe im Menschen bei COVID-19 getestet; für solche Studien, die die potenzielle Wirksamkeit von Medikamenten bei COVID-19 untersuchten, hatte die WHO das Programm der »Solidarity«-Studien aufgelegt. Leider zeigten weder die HIV- und Hepatitismedikamente noch Hydroxychloroquin eine Wirksamkeit. Auch das Ebolamedikament Remdesivir, auf das man zunächst gehofft hatte, enttäuschte.

Im Labor suchte man währenddessen nach anderen möglichen Wirkstoffen. Es gibt Bibliotheken mit Tausenden von potenziellen Wirkstoff-Molekülen, von denen man jedes auf seine Wirksamkeit gegen das Virus testen kann. Dabei versucht man zunächst, auf Stoffe zurückzugreifen, die man schon einmal extrahiert hat, und probiert aus, ob sie wirken. Das kann eine schnelle Methode sein, um recht einfach eine Therapie zu entwickeln: Man setzt die Moleküle ein, um zu beobachten, ob sie das Wachstum des Virus hemmen. Auch wir versuchten, das Verhalten des Virus sozusagen in der Petrischale kennenzulernen und auch mit anderen endemischen Viren in Deutschland zu vergleichen. Doch wir brauchten mehr Virusmaterial und auch mehrere verschiedene Viren. Daher mussten wir viele Proben des Virus sammeln.

Ganz zentral war für uns die Frage, ob Infizierte Immunantworten ausbauen würden, die das Virus hemmen und blockieren könnten, und ob sich Hinweise darauf zeigten, dass sich die Immunität länger hielt. Denn ein Verständnis der Immunität hilft auch dabei, langfristig Strategien für einen Impfstoff zu entwickeln. Wenn man die normale Immunität des Körpers gegen das Virus kennt, kann man besser voraussagen, wie die Immunität bei einer Impfantwort aussehen könnte. Dabei gilt: Es ist leichter, genauso gut wie das Immunsystem zu sein; schwerer fällt es, besser sein zu wollen. Bei HIV oder Hepatitis C beispielsweise muss man besser sein als das Immunsystem, weil der Körper keine schützende Immunantwort ausbildet – anders bei Influenza, bei der sie entsteht. Aus diesem Grund ging es auch bei SARS-CoV-2 um die Frage, ob der Körper eine schützende Immunantwort bildet.

Gleich am nächsten Morgen kontaktierte ich das Gesundheitsamt in Heinsberg und hatte auch sofort die Leiterin am Apparat. Sie war sehr freundlich und signalisierte Bereitschaft mitzumachen, bat aber darum, zunächst mit Landrat Stephan Pusch darüber zu sprechen. Ich dachte, den erreiche ich nie, versuchte aber mein Glück. Tatsächlich wurde ich sofort durchgestellt, und wir hatten ein langes Gespräch, in dem ich ihm unser Vorhaben erklärte und warum unsere Arbeit für das Verständnis der Pandemie wichtig wäre. Wir wollten möglichst viele im Kreis Heinsberg in Quarantäne befindliche Menschen zu Hause besuchen, befragen und nicht nur Abstrich- und Blutproben von ihnen nehmen, sondern auch ihren Haushalt untersuchen, Luft einsaugen, Oberflächen abstreichen und Proben vom Toilettenwasser hochziehen. Landrat Pusch war interessiert und sagte, ohne zu zögern, seine Unterstützung zu.

Jetzt ging alles ganz schnell. Ich rief bei dem Leiter der Ethikkommission der Universität Bonn an und fragte, wie wir in kurzer Zeit eine berufsethische Beratung bekommen könnten, die wir für eine solche Studie brauchten. Dabei werden das Studiendesign und auch der Umgang mit den Daten der Erhebung geprüft. Gemeinsam mit den Hygienikern verfassten wir einen Antrag zur berufsethischen Prüfung, die Fragebögen, den Erfassungsbogen der Studienteilnehmer und das Studienprotokoll und reichten alles bei der Ethikkommission ein. Diese prüfte unseren Antrag und versicherte uns, dass es keine berufsrechtlichen Bedenken gegen die Studie gebe; sie wurde in kürzester Zeit genehmigt. Der Weg war frei.

Kapitel 2

Die erste Fahrt nach Heinsberg – Unsere Vorstudie

Wir packten. Das gesamte Team half, die erforderliche Ausrüstung zusammenzustellen: Desinfektionsmittel, Schutzanzüge, Handschuhe, Mundschutze, Blutabnahmeröhrchen, Abwurfbehälter, Butterflynadeln, Tupfer, Stauschläuche, Abstrichröhrchen für die Probenentnahme bei Infizierten sowie von Oberflächen, Spritzen zur Blutentnahme, Etiketten zum Beschriften der Proben, Wasserspritzen zum Hochziehen von Toilettenwasser. Für das Aufsaugen von Luft in den Häusern der Infizierten luden wir sogenannte Coriolis-Luftprobennehmer ins Auto. Diese Geräte ziehen die Luft ein, quirlen sie in einer Art Sektglas, das mit Wasser gefüllt ist, herum, sodass die Schwebeteile aus der Luft herausgelöst werden und im Wasser haften bleiben. Coriolis-Luftprobennehmer haben eine so hohe Durchflussrate, dass sie in wenigen Stunden ausreichend Luft aufnehmen können, um auch geringe Konzentrationen von Viren zuverlässig nachzuweisen. Das ist wichtig, denn die Belastung der Raumluft mit Viren kann sich in einem sehr niedrigen Bereich abspielen, und wir wollten auch diese erfassen und protokollieren. Allerdings machen die Maschinen einen Höllenlärm.

Als wir schließlich alles beisammenhatten, blieb die Frage: Wer fährt? Eine Hygienikerin, ein Arzt der Bundeswehr und dessen Frau erklärten sich bereit, mich nach Heinsberg zu begleiten. Wir waren also zu viert. Doch kurz bevor wir aufbrechen wollten, äußerte der leitende Hygieniker der Klinik plötzlich Bedenken. Was, wenn wir das Virus ins Krankenhaus einschleppten und somit Patienten, Infrastruktur und Mitarbeiter gefährdeten? Da wir in direkten Kontakt mit COVID-19-Patienten kommen würden, uns in deren Haushalten aufhalten und Virusmaterial unter Umständen an Behältern, Tüten oder auch unserer Kleidung in die Labors der Universitätsklinik tragen würden, sah er die Sicherheit des Krankenhauses bedroht. »Ihr seid jung und voller Tatendrang. Früher hätte ich so etwas auch gemacht. Aber überlegt doch mal«, gab er zu bedenken, »was es bedeutet, wenn ihr euch infiziert.« Eine angespannte Situation. Schließlich einigten wir uns darauf, uns jeden Tag auf SARS-CoV-2 zu testen, um sicherzustellen, dass sich keiner von uns angesteckt hatte und das Virus weitertragen konnte.

Mitten im Hotspot

Die Anspannung war mit Händen zu greifen, als wir am Dienstag, dem 3. März, den Kreis Heinsberg erreichten. Wir hatten das Gefühl, in die rote Zone zu fahren, in einen Sturm, obwohl es eigentlich ganz ruhig war. Auf der Fahrt hatten wir noch mit dem Gesundheitsamt telefoniert und um die Liste gebeten, denn wir wären gern direkt zu den Infizierten gefahren, um keine Zeit zu verlieren. Doch die Liste konnte man nur faxen – also fuhren wir noch in Heinsberg vorbei, um sie abzuholen.

Das rote Backsteingebäude des Gesundheitsamts setzte sich fast bedrohlich gegen die grauen Wolken ab. Wir bekamen die Liste und teilten uns auf: Das eine Team übernahm die Namen der ersten Spalte, das andere die der zweiten. Dann ging es los. Ohne zu wissen, dass die Liste chronologisch angelegt war, fingen wir oben an und landeten direkt bei den ersten Infizierten im Kreis Heinsberg. Wir klingelten, doch niemand öffnete. Eine Frau im Auto hielt neben uns und fragte, was wir denn wollten, die Leute, die hier wohnten, seien im Krankenhaus. Sie war skeptisch, denn viele hier hatten schlechte Erfahrungen mit Journalisten gemacht, von denen sie geradezu belagert worden waren. Es war beklemmend zu erfahren, dass Medienvertreter mit Kameras auch die infizierten Patienten nicht in Ruhe ließen. Die Straßen wirkten verlassen und wie unter einer Glocke.

An der nächsten Tür begrüßte uns eine junge Frau, auch skeptisch, aber wir wurden hereingelassen. Das ganze Haus roch nach Putzmitteln, denn wie viele der in Quarantäne befindlichen Menschen hatten auch die Bewohner hier die Zeit für eine Grundreinigung genutzt. Die Frau war positiv getestet worden, der Mann gar nicht, aber beide husteten und schnieften um die Wette. Ohne Frage waren beide krank. Wegen fehlender Kapazitäten hatte man nicht jeden aus der Familie eines Infizierten getestet, sondern bei positivem Befund bei einem Bewohner kurzerhand alle Haushaltsangehörigen in Isolation geschickt. Für uns war das der erste wichtige Hinweis darauf, dass von einer hohen Dunkelziffer an Infizierten auszugehen war.

Um Vertrauen zu schaffen und die Menschen nicht zu verschrecken, hatte ich mich letztendlich gegen den weißen Schutzanzug entschieden und war normal gekleidet, lediglich mit FFP3-Maske und Handschuhen ausgestattet. Schließlich wussten wir, dass es sich bei SARS-CoV-2 um ein respiratorisches Virus handelt und dass respiratorische Viren üblicherweise nicht über Oberflächen übertragen werden. Zwar gab es noch kaum Erfahrungswerte bezüglich der Übertragungswege von SARS-CoV-2 oder gar den Nachweis, aber ich ging fest davon aus, dass der Erreger wie viele andere respiratorische Viren nicht über Schmierinfektionen weitergegeben wurde.

Die Virologie unterscheidet zwischen behüllten und unbehüllten, also nackten Viren, wobei die nackten Viren häufiger als Schmierinfektion übertragen werden. Beispiele dafür sind das Rotavirus oder Norovirus. Von diesen beiden Viren kennt man die Schmierinfektion nur zu gut. Hat einer im Haushalt Dünnpfiff, dann macht früher oder später die gesamte Familie mit, oder das ganze Kreuzfahrtschiff hängt über der Reling, um sich zu entleeren. SARS-CoV-2 ist jedoch ein behülltes Virus. Vereinfacht gesagt, kann man es sich vorstellen wie einen mit Öl umhüllten Wassertropfen; wenn er mit Seife in Berührung kommt oder austrocknet, wird er zerstört. Wie das Fett in der Pfanne, wenn man den ersten Tropfen Spüli draufgibt. Unter bestimmten Umständen – daher rührte die Unsicherheit – können Oberflächen bei der Übertragung auch bei behüllten Viren eine Rolle spielen, wenn jemand sich beispielsweise in die Hand niest, sie auf eine Fläche legt und ein anderer direkt danach dieselbe Stelle berührt und sich dann ins Gesicht fasst.

Es war also durchaus sinnvoll, sich regelmäßig die Hände mit Seife zu waschen oder zu desinfizieren und vor allem auch auf das Händeschütteln zu verzichten, da darüber eher eine Schmierinfektion passieren kann. Es gab ja durchaus Basiswissen, auf das man bei der Einschätzung des neuen Virus zurückgreifen konnte. Nicht alles musste neu erfunden werden. Bei den Besuchen der Infizierten in Heinsberg war es mir wichtig, nicht zu übertreiben; auch deshalb entschied ich mich gegen den weißen Schutzanzug. Hier kam ein Mensch, kein Marsmensch. Vertrauen gewinnt man nur, wenn man den Menschen erkennt; aus diesem Grund steckte ich mir bei den ersten Besuchen sogar noch meinen Dienstausweis an das Jackett.

Wir legten dem Paar die Einverständniserklärung vor. Den Luftprobennehmer hatten wir schon aufgebaut, und er begann lärmend zu arbeiten. Das war dem Mann zu viel, er ging, hustete und schniefte dabei aber gewaltig – ganz offensichtlich war er krank. Doch er wurde nie erfasst und befand sich nur in Quarantäne, weil seine Frau positiv getestet worden war. Die Frau unterschrieb die Erklärung und machte bereitwillig die ganze Prozedur der Probengewinnung und Befragung mit. Wir machten einen Rachenabstrich, maßen die Temperatur und entnahmen ihr Blut. Teil unseres Standardprogramms war zudem, Telefone, Fernbedienungen und andere Oberflächen abzustreichen, um zu untersuchen, ob sich hier Virusmaterial befand. Selbst bei Katzen nahmen wir einen Abstrich vor. Viele ließen es vorbildlich mit sich geschehen und kauten genüsslich auf den Teststäbchen herum – aber bei keinem Tier konnten wir Spuren des Virus nachweisen.

So zogen wir von Wohnung zu Wohnung, von Tür zu Tür. Ein Mann auf unserer Liste war ein junger Medizinstudent, der kaum Symptome hatte. Als wir ihm Blut abnehmen wollten, stellten wir fest, dass wir zu wenig Röhrchen mitgenommen hatten und nicht weiterarbeiten konnten. Er ging kurzerhand zu einem Schrank, öffnete die Tür und ließ jede Menge Materialien für die Blutabnahme zum Vorschein kommen. Bereitwillig gab er uns Röhrchen, Spritzen und was man sonst noch brauchte aus seinen Vorräten und war damit unsere Rettung.

Schnell hatten sich die Heinsberger untereinander informiert und von uns erzählt. Wir trafen kaum auf Schwierigkeiten, sondern wurden fast überall hereingelassen und sehr freundlich aufgenommen. Die Atmosphäre war geradezu herzlich. Es war schon erstaunlich, wie gefasst die Menschen die außergewöhnliche Situation ertrugen, in der sie schon so lange festsaßen. Ängstliche Fragen wurden nicht gestellt, man nahm es eher mit Humor – bot uns sogar Kaffee an, den wir natürlich ablehnen mussten. Viele begegneten uns mit einer großen Warmherzigkeit und auch Unbekümmertheit.

In einem Zimmer hing noch das Funkenmariechenkostüm, Fotos vom Karneval lagen auf dem Tisch, und auch das Paar, das hier wohnte, hustete stark. Beide hatten Fieber, wie wir beim Blutabnehmen durch die Handschuhe hindurch spürten. Sie waren wirklich hart getroffen vom Virus, aber auch sie waren freundlich und offen. In einer anderen Familie waren alle getestet worden, und man stellte verwundert fest, dass sich allein die Mutter nicht infiziert hatte. Wie konnte das sein?

Manchmal reagierten Kinder ängstlich, wenn wir Marsmenschen – ein paar von uns trugen die Schutzanzüge – zur Tür hereinkamen. Wir fühlten uns wie Eindringlinge in die Privatsphäre dieser Menschen, die von der Situation ja geradezu überfallen worden waren. Doch unsere Besuche schafften auch eine Vertrautheit, wir wurden noch lange Zeit freundlich auf der Straße gegrüßt. Irgendwie fühlten wir uns mit den Menschen verbunden, und wenn wir hier und da direkt helfen und sie unterstützen konnten, waren das besondere Momente. Einmal besuchten wir eine Familie mit einem behinderten Kind. Es hatte große Angst vor uns, und es dauerte einen Moment, bis sich das Mädchen untersuchen ließ. Alle Familienmitglieder waren getestet worden, und alle hatten sich infiziert. Nur das Mädchen hatte man nicht überprüft. Im Raum stand nun die Sorge, dass es ebenfalls COVID-19-positiv sein und womöglich schwer erkranken könnte. Unser Test verschaffte der Familie endlich die Gewissheit, dass das Kind zumindest für den Moment frei vom Virus war.

Erste Erkenntnisse und fortgesetzte Sorgen

Am Abend nach dem ersten Tag in Heinsberg herrschte eine bedrückte Stimmung im Auto. Wir saßen beide da und schwiegen, meine Kollegin und ich; wir mussten unsere Eindrücke verarbeiten. »Ich glaube, ich habe mich infiziert«, sagte ich mit einem Mal. »Ich auch«, erwiderte sie, denn stundenlang waren wir von Haus zu Haus gezogen, wie wir es auch die nächsten Tage, oft bis 20.30 Uhr, machen würden. In den Wohnzimmern der Heinsberger stand die Luft. Es roch nach Krankheit, und die Menschen husteten uns an, schnieften und schnäuzten sich. Hinzu kam, dass wir den ganzen Tag über die FFP3-Masken tragen mussten; irgendwann wird die Luft darunter trocken und dünn, und man atmet automatisch durch den Mund. Dabei aber bekommt man einen trockenen Hals, der bald zu schmerzen beginnt. Es war stickig unter den Masken, man begann zu schwitzen und fühlte sich nach einem ganzen Tag in dieser Aufmachung müde und erschöpft. Nun wollten wir nach Bonn zurück, eine eineinhalbstündige Fahrt. Dort sollten wir dem Labor die Proben zur Aufbereitung übergeben und uns für den täglichen Coronatest abstreichen, so das straffe Programm.

Zurück in der Universitätsklinik, gingen wir noch ins Labor und ließen uns testen. Dann machte sich das Forscherteam daran, die Proben aufzubereiten, ein zweieinhalbstündiger Prozess. Die Blutproben mussten gereinigt und eingefroren, die Speichelproben nur eingefroren werden. Auch jetzt noch gab es Versuche, uns dazu zu bewegen, das Vorhaben fallen zu lassen, und die Option aufzugeben wurde immer wieder an uns herangetragen. Die Sorge, dass wir dem Klinikum schaden und das Problem hereintragen könnten, war natürlich berechtigt. Wir testeten alle Mitarbeiter regelmäßig und alle blieben negativ. Bisher hat sich noch keiner aus dem Institut infiziert. Zum Glück.

Wir machten weiter. Jedes Team besuchte zwischen acht und zehn Haushalten pro Tag, am Ende waren es 41 Haushalte und mehr als 100 Infizierte, die wir befragt und untersucht hatten. Wir machten erste Beobachtungen: Ein älteres Ehepaar, bei dem die Frau vor Kurzem einen Schlaganfall erlitten hatte, war positiv auf COVID-19 getestet worden. Doch trotz ihres fortgeschrittenen Alters und der gesundheitlichen Vorbelastung zeigten beide keinerlei Symptome einer Erkrankung. Sie wirkten verwundert und erstaunt ob der seltsamen Situation. Zwar hatten sie akzeptiert, dass sie zu Hause bleiben mussten, verstanden aber nicht so recht, warum, denn sie fühlten sich vollkommen gesund. Demgegenüber stand ein junges Ehepaar, das schwer hustete und ganz offensichtlich unter der COVID-19-Erkrankung litt. Diese Diskrepanz zwischen den jungen Leuten mit schweren Symptomen und dem älteren Ehepaar, das Vorerkrankungen aufwies, aber die Coronainfektion ohne erkennbare Symptome durchlebte, machte mich stutzig. Sie widersprach deutlich den Vorstellungen von Krankheitsverläufen bei Jung und Alt, die die Diskussion damals beherrschten. Wir hielten fest, dass Menschen mit Vorerkrankungen nicht zwingend schwere Verläufe haben mussten.

Und diese Beobachtung war kein Einzelfall. Bei der Erfassung der Symptome bemerkten wir, dass viele nachweislich mit SARS-CoV-2 infizierte Menschen vollkommen symptomfrei blieben.

Immer wieder trafen wir auf Infizierte, die keine Anzeichen einer Erkrankung aufwiesen. Und so stellte sich uns erneut die Frage nach der Dunkelziffer. Wie viele Infizierte mochte es geben, die gar nicht wussten, dass sie sich angesteckt hatten? Da diese Daten nicht systematisch erfasst wurden, ließ sich dazu jedoch keine verlässliche Aussage machen. Es blieb vorerst bei der Beobachtung. So nahmen wir zwar wahr, dass bestimmte Symptome häufig auftraten, konnten aber nichts darüber sagen, wie viele symptomlose Infizierte es gab, da wir lediglich eine Auswahl an Menschen, nicht aber die gesamte Heinsberger Bevölkerung testeten und somit nicht wussten, wer alles infiziert war, ohne es zu bemerken. Aber wir beschrieben akribisch die Symptome und hielten fest, dass viele COVID-19-Patienten nur milde bis moderate Krankheitssymptome zeigten. Dazu gehörten trockener Reizhusten und häufig Fieber. Bei ungefähr einem Drittel der Infizierten, die wir befragten, trat zudem Durchfall auf – das war eine deutlich höhere Rate als bis dahin angenommen. Einige Publikationen aus China hatten dies bereits beschrieben, und wir kannten es von Kindern, dass es zu Durchfall und Nachweis des Virus im Stuhl kommen kann. Das Krankheitsbild von COVID-19 schien doch komplexer zu sein als vermutet.

Immer wieder diskutierten wir auch solche Informationen in der Taskforce. Eine chinesische Studie aus der Großstadt Shenzhen sprach von 91 Prozent milden Krankheitsverläufen bei COVID-19 – doch wie verlässlich waren solche Daten? Wir hatten Zweifel, ob den Angaben zu trauen war. Umso bedeutsamer waren unsere Beobachtungen in den Heinsberger Haushalten. Hier sahen wir mit eigenen Augen, dass nachweislich an COVID-19 erkrankte Menschen ohne Symptome blieben oder milde Krankheitsverläufe durchlebten und sich auch nicht krank fühlten.

Die Entdeckung – Der Verlust des Geruchs- und Geschmackssinns

Einer der Infizierten berichtete davon, dass er nichts mehr schmecken und riechen konnte. Es war an einem der ersten Abende in Heinsberg, gegen 18 Uhr. Wir befragten eine Familie mit zwei kleinen Kindern, in der bis auf die Frau alle infiziert waren. Ich stand an den Esstisch gelehnt und unterhielt mich mit dem etwa 40-jährigen Mann, als er ganz unvermittelt sagte, er verstehe gar nicht, was los sei, aber er rieche einfach nichts mehr. Ich schreckte auf – das war doch absurd. Von einem Geschmacks- und Geruchsverlust hatte mir schon der Indexpatient in Bonn erzählt. Wir riefen das andere Team an und baten, alle Infizierten nach diesen Symptomen zu befragen. Vielleicht waren es keine Einzelfälle.

Und tatsächlich häuften sich die Anzeichen für einen Geruchs- und Geschmacksverlust als ein typisches Symptom für eine COVID-19-Erkrankung. Sehr viele Infizierte berichteten uns davon, dass ihnen das Essen nicht mehr schmeckte, jedes Gericht fade vorkam, dass sie den Duft ihres Shampoos, Parfums oder auch den Geruch von Reinigungsmitteln nicht mehr wahrnahmen. Eine Mutter erzählte uns, dass sie selbst die volle Windel ihres Babys nicht mehr roch. Und noch viel später erreichten mich erstaunliche Berichte. Ein Mann schrieb mir, dass er noch Monate nach einer COVID-19-Erkrankung unter Geschmacksverlust litt; seltsamerweise schmeckten allein Cola, Sprite und Paprika anders – genau dieselbe Erfahrung machten zwei seiner Freunde, und auch der Indexpatient in Bonn erzählte davon.

Nach der Erstentdeckung nahmen wir den Geruchs- und Geschmacksverlust als Krankheitssymptom umgehend in unseren Fragenkatalog auf und riefen auch die bis dahin Befragten noch an, um diesen Punkt zu erfassen. Wie zentral das Symptom war, zeigte die Auswertung der Daten am Ende der Woche: 70 Prozent der Infizierten in den Heinsberger Haushalten, die wir besucht hatten, klagten über einen Geruchs- und Geschmacksverlust, also beinahe drei Viertel aller COVID-19-Patienten. Eine solche Zahl ließ die Schlussfolgerung zu, dass es sich hierbei um ein Kardinalsymptom einer Infektion mit SARS-CoV-2 handelte. Wann genau im Krankheitsverlauf der Geruchs- und Geschmacksverlust auftritt, konnten wir nicht sagen, denn dazu hätte man die Menschen über einen längeren Zeitraum befragen oder aber die zeitliche Perspektive mit abfragen müssen. Aber nach den Gesprächen kamen wir zu der Vermutung, dass sich dieses Hauptsymptom erst etwas später im Infektionsverlauf einstellt.

Doch was folgte aus unserer Entdeckung? Was machten wir mit diesem Wissen? Wir fassten die Ergebnisse in einem Paper zusammen und schickten es am 11. März an einige Fachjournals, um es zu publizieren. Aber spätestens als von dort die Botschaft kam, dass es Wochen, wenn nicht Monate dauern werde, bis man das Paper geprüft und publik gemacht habe, beschlossen wir, einen anderen Weg zu gehen (die wissenschaftliche Überprüfung, Rapid-Testung und Publikation holten wir später nach). Eine Preprint-Publikation war für solch eine *short communication* nicht möglich. Das lernten wir, nachdem wir es auf den Preprint-Server hochladen wollten.

Es war aber eine Frage der Verantwortung, derart wichtige Erkenntnisse nicht so lange zurückzuhalten, denn schließlich waren wir weltweit die Ersten, die diese Symptomatik beschrieben. Wir befanden uns am Anfang einer Pandemie, und die Identifizierung des Geruchs- und Geschmacksverlustes als Hauptsymptom einer COVID-19-Erkrankung besaß neben der wissenschaftlichen vor allem auch eine medizinische Implikation. Ärzte mussten wissen, dass der Geruchs- und Geschmacksverlust fast pathognomonisch ist, also ein Symptom, das für sich allein genommen sehr deutlich auf COVID-19 hinweist. Es war wichtig, die Menschen nach diesen Symptomen zu befragen, um die Krankheit feststellen zu können. Bei einem Interview, das ich der *Frankfurter Allgemeinen Zeitung* in diesen Tagen gab, wurde ich gefragt, ob wir irgendetwas Besonderes herausgefunden hätten bei unseren Untersuchungen in Heinsberg. Also berichtete ich davon, dass wir den Geruchs- und Geschmacksverlust als ein Hauptsymptom festgestellt hatten. Am 16. März wurde das Interview unter der Überschrift »Wir haben neue Symptome entdeckt« gedruckt. Jetzt war die Erkenntnis öffentlich.

Das Medienecho war riesig. Weltweit wurden unsere Fallbeschreibungen aufgegriffen und ausführlich besprochen, wie beispielsweise im *New Yorker*. Innerhalb weniger Wochen wurde der Geschmacks- und Geruchsverlust als Kardinalsymptom einer COVID-19-Erkrankung in Richtlinien wie die der britischen HNO-Ärzte übernommen und auch in die Testkriterien des RKI integriert. Andere Studien hatten inzwischen auch schon auf mildere Verläufe bei COVID-19-Erkrankungen hingewiesen, aber wir waren die Ersten mit der Beobachtung des Geruchs- und Geschmacksverlustes.

Doch die Studie war noch nicht zu Ende. Im Heinsberger Krankenhaus wuchs die Anzahl an Coronapatienten, und wir hatten Kontakt zum Klinikpersonal und tauschten uns aus. Es gab Probleme mit der Diagnostik. Einige Patienten wiesen eindeutige COVID-19-Symptome auf und waren sichtlich krank – dennoch hatte man in den externen Labors die Infektion nicht nachgewiesen. Die Coronatests waren negativ ausgefallen. Man bat uns um Unterstützung, und so testeten wir die Proben erneut. Mit dem Ergebnis, dass 7 von 10 zuvor negativ getestete Proben positiv waren. Wie war eine solche Fehlerquote zu erklären? Die Testverfahren hängen von vielen Parametern ab, und manchmal können Kleinigkeiten ausschlaggebend für das Ergebnis sein. Wie wenn man ein Rezept für Pfannkuchen hat, aber die Hitze nicht richtig einstellt. Vielleicht ist für eine Maschine eine andere Temperatur besser – Feinheiten, die bei der Testung wohl nicht gepasst haben und an denen man drehen muss. Schließlich kam die Anfrage, ob das Universitätskrankenhaus einige COVID-19-Patienten übernehmen könnte, denn die Heinsberger Klinik war mittlerweile überfüllt. Doch für manche Patienten wäre allein der Transport nach Bonn schon lebensgefährlich gewesen.

Mein Auto wurde zum Büro. Hier stapelten sich die Unterlagen, hier führte ich zahllose Telefonate, denn die Nachfrage nach ersten Ergebnissen unserer Untersuchung und einer Einschätzung der Lage hielt an. Detektivisch nahmen wir in den Haushalten so viele Spuren wie möglich auf, um das Virus nachzuweisen. Wir hatten Katzenfutter analysiert, tote Insekten wie Fliegen eingesammelt und ins Labor gebracht; Türklinken, Fernbedienungen, Telefone, Waschbecken – über alle relevanten Flächen waren wir mit dem Abstrichstäbchen gegangen und hatten die Proben dann analysiert. Wie ein *crime scene investigator* konnten wir Spuren des Virus noch Tage später nachweisen. Dabei waren wir tatsächlich hier und da auf RNA-Material von SARS-CoV-2 gestoßen, doch wir konnten es im Labor nicht anzüchten und somit nicht nachweisen, dass es sich um »lebendes« Virus handelte. Die einzige Aussage, die wir treffen konnten, lautete, dass wir das Virus nicht anzüchten konnten – die Frage, ob und wie lange es auf Oberflächen »überlebt«, war so nicht zu beantworten. Auch in Toilettenschüsseln hatten wir Virusmaterial gefunden, vor allem bei den Infizierten, die unter Durchfall litten.

Allerdings hatten wir wenige Übertragungen innerhalb eines Haushalts gefunden. Anders als bei den beschriebenen Noro- oder Rotaviren, die zu Magen-Darm-Erkrankungen führen und über Schmierinfektionen übertragen werden und bei denen meist alle Haushaltsmitglieder betroffen sind. SARS-CoV-2 wies eine vollkommen andere Clusterung, also Häufung von Fällen, auf, was unseren Eindruck, eine Übertragung über Oberflächen sei unwahrscheinlich, noch verstärkte. Auch die Vorstellung einer möglichen Ansteckung über Gläser, die im selben Wasser abgewaschen worden waren, machte also wenig Sinn. Natürlich war so etwas vereinzelt möglich, aber passte nicht zum typischen Ausbruchsgeschehen. Diesen Aspekt würden wir später im Zusammenhang mit der Kappensitzung noch genauer untersuchen.

Nach diesen ersten Erfahrungen mit dem Virus erhärtete sich zumindest die Vermutung, dass eine Übertragung von SARS-CoV-2 beim Einkaufen, beim Bäcker, beim Friseur oder am Obststand eher unwahrscheinlich ist. Die typische Frage, die uns in diesen Tagen immer wieder gestellt wurde, weil sie die Menschen sehr beschäftigte, ob nämlich eine Infektion über das Brötchen oder den Kuchen geschehe, wenn der Bäcker mit dem Coronavirus infiziert sei, konnten wir mit ziemlicher Sicherheit verneinen. Und auch wenn wir die Studienergebnisse zum Virus auf Oberflächen erst sehr viel später veröffentlichten, stammt die Beobachtung zur Übertragung über Oberflächen doch aus dieser ersten Märzwoche in Heinsberg, in der wir die Haushalte untersucht hatten. In der Luft hingegen konnten wir das Virus nicht nachweisen, obwohl Vermutungen über die Rolle von Aerosolen bei der Virusübergabe bereits diskutiert wurden.

Superspreading – Wenn viele Menschen zusammenkommen

Zu dieser Zeit, kurz nachdem wir unsere ersten Ergebnisse der Heinsberger Vorstudie veröffentlicht hatten, wagte ich die Prognose, dass es 2020 zu keiner Übersterblichkeit in Deutschland kommen würde. Man konnte das Virus inzwischen etwas besser einschätzen und ich vertrat die Auffassung, man solle SARS-CoV-2 keinesfalls bagatellisieren, aber auch nicht überdramatisieren. Ich vermutete eine hohe Dunkelziffer und viele symptomlose Krankheitsverläufe und damit auch veränderte Berechnungen.

Doch die große Anzahl an Infizierten in der Region hatte auch gezeigt, wie rasant sich ein Ausbruchsgeschehen entwickeln kann. Und so verfassten wir am 9. März auf Initiative einiger Kölner Virologen, deren Einschätzung wir teilten, gemeinsam einen Brief an das nordrhein-westfälische Gesundheitsministerium, in dem wir dazu aufforderten, Großveranstaltungen mit über 1000

Teilnehmern abzusagen. Obwohl solche Zahlen immer willkür- lich sind, geben sie doch eine Tendenz wieder. Wir sahen es als zwingend notwendig an, die Anstrengungen zur Eindämmung der Epidemie zu intensivieren, um Worst-Case-Szenarien zu ver- meiden. Dies erforderte jedoch die sofortige Umsetzung von wei- teren zielgerichteten Maßnahmen, darunter auch die Absage von Großveranstaltungen mit mehr als 1000 Personen.

In Boston war gerade vier Tage vor Konferenzbeginn die große HIV- und Aids-Konferenz CROI abgesagt worden – darauf hatte ich bereits im Februar gedrängt. Es schien mir unverantwortlich, die weltweiten Spezialisten der Virologie, Infektiologie und Epi- demiologie an einem Ort zusammenzuholen mit der Gefahr, dass es dort zu einem Ausbruchsgeschehen kam. Jedes Mal in den letzten 15 Jahren war ich mit einer Erkältung von der Konferenz zurückgekehrt, denn solch eine Veranstaltung ist der ideale Ort für eine großflächige Verteilung von Viren. Aus diesem Grund hatte ich schon früh den Verantwortlichen geschrieben und meine Bedenken auch öffentlich gemacht. Als dann Ende Feb- ruar eine Biotech-Konferenz in Boston zum Superspreading- event wurde, sagte man die CROI Anfang März hektisch ab.

Seit SARS-CoV-2 sich weltweit verbreitete, konnte man beob- achten, dass es immer dann zu einem sprunghaften Anstieg an Infektionen kam, wenn viele Menschen auf wenig Raum zusam- menkamen und eng beieinander waren. Vor allem durch große Feiern waren Superspreadingevents entstanden. Als erstes sol- ches Ereignis wurde im Nachhinein eine Zusammenkunft von Mitgliedern einer sektenähnlichen Gemeinschaft in der Stadt Daegu in Südkorea Mitte Februar ausgemacht, die sich bald zum »südkoreanischen Wuhan« entwickelte. In den Tagen darauf hatte sich ein Infektionscluster gebildet mit einer schnell wach- senden Zahl von Coronainfektionen. Dem folgte in den USA Mardi Gras, der Karneval in New Orleans Ende Februar, der über 1000 Infektionen nach sich gezogen hatte. Das gesamte europäi- sche Ausbruchsgeschehen war im Grunde auf solche Ereignisse zurückzuführen: über 7000 Infizierte in der Region Bergamo nach Feierlichkeiten im Anschluss an ein Fußballspiel am 19. Februar; die Fastenwoche einer evangelischen Freikirche in Mülhausen im Elsass vom 17. bis 24. Februar mit mehr als 2500 Teilnehmern aus Frankreich, Deutschland und der Schweiz, die sich zum Infektionsherd für ganz Frankreich auswuchs; mehrere Hundert Infizierte in Österreich und Tausende europaweit, die auf die Après-Ski-Bar »Kitzloch« im österreichischen Ischgl zurückgeführt wurden, in der ein infizierter Barkeeper in den ersten Märztagen zum sogenannten Superspreader geworden war – später sprachen manche von Ischgl als dem größten Verteiler des Virus in Europa; die Behörden hatten den Ort erst am 13. März zum Risikogebiet erklärt und unter Quarantäne gestellt. Es folgte ein Ausbruchsgeschehen im Berliner Club »Trompete«; am 15. März hatten von den laut RKI berlinweit 265 bestätigten Coronainfizierten 42 den Club besucht und mit einem Infizierten gefeiert. In diese Reihe gehörte auch die Kappensitzung in Gangelt. Am 7. März meldete das Robert Koch-Institut 795 nachgewiesene COVID-19-Fälle in ganz Deutschland, davon entfielen allein auf den Kreis Heinsberg als »besonders betroffenes Gebiet« knapp ein Drittel (220 bestätigte Fälle am 6. März, bereits 365 vier Tage später).

Superspreadingereignisse sind ein Charakteristikum der Coronapandemie. Man spricht davon, wenn es bei einem Event zu einer Ansteckung von mindestens acht Personen gekommen ist. Ungewöhnlich dabei ist, dass rund 80 Prozent der Neuinfektionen auf nur etwa 10 Prozent Infizierte zurückgehen, wie man annimmt. Nicht jeder gibt das Virus also gleich weiter, sondern einige wenige dafür gleich an sehr viele.

Dass sich Viren bei solchen Zusammenkünften stark verbreiten können, liegt zum einen an den Gegebenheiten: Es waren immer Feste in geschlossenen Räumen mit vielen dicht gedrängten Teilnehmern und keine Outdoorevents. Tanzveranstaltungen, Familienfeiern und religiöse Feste. Oder auch Chorproben in Räumen mit schlechter Luft. Zum anderen ist das Verhalten der Menschen ausschlaggebend. Die Ansteckung findet eher nicht im öffentlichen Nahverkehr statt, wenn die Fahrgäste still nebeneinandersitzen und wenig Luftbewegung herrscht, sondern dort, wo fröhlich und laut gefeiert, gesungen, gelacht, lebhaft miteinander gesprochen, gerufen oder gar geschrien wird. Sind dann ein oder mehrere Superspreader bei solch einer Feier dabei, kann sie zu einem Superspreadingereignis werden. Darüber, was einen Menschen zum Superspreader macht, gibt es keine gesicherten Erkenntnisse, sondern nur Mutmaßungen. Ein Superspreader ist besonders infektiös – aber wodurch? Gründe können sein: eine besonders feuchte Aussprache oder dass er sich gerade in der Hochphase der Infektion befindet und daher besonders ansteckend ist.

Auch wenn manches zu diesem Zeitpunkt noch Vermutung war und die weitreichenden Auswirkungen von Festen und Feiern erst später nachvollzogen werden konnten, wie beispielsweise die Infektionswege von Ischgl nach Island und ganz Europa, so zeigte sich doch schnell, dass bestimmte Vorstellungen über die Verbreitung von SARS-CoV-2 unzutreffend waren. Die einfache Rechnung, dass 1 Person das Virus an 3 Personen weitergibt, die wiederum 9 anstecken und diese 27, erwies sich schon jetzt als zu kurz gegriffen. Die schematische Darstellung einer trichterförmigen Ausbreitung war das beherrschende Erklärungsmodell, das implizierte, dass die Verbreitung unterbunden werden könnte, wenn ein Infizierter eine Maske trüge und zu Hause bliebe. Dabei wussten wir: Das trifft nicht zu. Das Infektionsgeschehen spielt sich anders ab. Es war vielmehr davon auszugehen, dass von 8 Infizierten 7 das Virus nicht weitergeben, die 1 Person aber gleich 20 weitere ansteckt. Viele Viren verbreiten sich auf diese Art und Weise. Und auch die Kappensitzung in Gangelt und das Ausbruchsgeschehen danach legten die Vermutung nahe, dass sich SARS-CoV-2 ähnlich verhält.

Diese Überlegungen beschäftigten uns bereits in diesen frühen Märztagen. Nach den Besuchen in Heinsberg, aber auch durch die Beobachtung der Coronaausbrüche weltweit konnten wir schon auf recht fortgeschrittene Erkenntnisse zurückgreifen. Am 11. März sprach ich mich in einem Interview gegen Großveranstaltungen aus und verwies zugleich auf die Beobachtung, dass weder beim Einkaufen noch im öffentlichen Nahverkehr Infektionen in größerem Umfang aufgetreten waren. Nach und nach entstand ein gewachsenes Wissen, auf das man aufbauen konnte.

Der Schnelltest auf dem Prüfstand – Die zweite Studie

Anfang März 2020. Ich regte in der Taskforce an, vor dem Klinikum ein Abstrichzentrum einzurichten, um die Testkapazitäten zu erhöhen. Vielleicht ein Zelt vor der Notaufnahme? Oder mehrere Container, wie der Leiter des Pflegedienstes vorschlug. Menschen mit Symptomen frühzeitig zu testen, um das Virus einzudämmen, wurde öffentlich diskutiert, und auch ich hielt zum damaligen Zeitpunkt ein breit angelegtes Testen für sinnvoll. Solange wir nur wenige Fälle hatten, konnte man das Virus auf einem sehr niedrigen Niveau noch in Schach halten. Testen, Isolieren und Kontaktnachverfolgung hatten in Südkorea gezeigt, dass eine solche Strategie dabei half, die Ausbreitung des Virus einzudämmen.

Die Südkoreaner hatten nach rasch steigenden Infektionszahlen Ende Februar auf die Strategie der drei T gesetzt, *test, trace, treat,* um das Ausbruchsgeschehen einzudämmen, und waren damit erfolgreich gewesen. Durch die Kombination aus Testen, Nachverfolgen und Behandeln hatten sie die Infektionszahlen schnell heruntergedrückt. Mit dem sogenannten *cellphone tracking,* dem Nachverfolgen mittels GPS und einer Mobilfunk-App, Kreditkartenbelegen und anderen Transaktionen wurden Bewegungsprofile der Menschen erstellt, und so konnten die Kontakte von Infizierten lückenlos aufgezeigt und Kontaktpersonen zeitnah informiert werden. Schnelles Testen und Isolieren sorgten dafür, dass diese das Virus dann nicht weitertragen konnten. Kontrolle sowie klare und verbindliche Handlungsanweisungen für die Bevölkerung waren weitere Bausteine der Strategie, die in der dortigen Gesellschaft auf breite Akzeptanz stieß und auch tatsächlich befolgt wurde.

Ich hatte in der Zeit vor der Pandemie sehr eng mit meinen südkoreanischen Kollegen vom International Vaccine Institute (IVI) zusammengearbeitet, wie zum Beispiel Anfang des Jahres, als wir über Möglichkeiten sprachen, gemeinsam an einem Impfstoff gegen das Krim-Kongo-Fieber zu forschen. Den Institutsleiter Jerome Kim kannte ich schon sehr lange, wir hatten gemeinsam beim US-Militär an der Entwicklung eines HIV-Impfstoffs gearbeitet. Nach seinem Ausscheiden aus dem Dienst hatte er die Leitung des IVI übernommen, und wir tauschten uns regelmäßig aus. Und so diskutierten wir Mitte März auch die Strategie der Südkoreaner und ihren Erfolg, die Verbreitung von SARS-CoV-2 zurückzudrängen (obwohl die Infektionen ab August wieder zunahmen, blieben die Zahlen auf einem niedrigen Niveau). Zum Gesamtbild gehörte jedoch auch, dass der Datenschutz dort eine untergeordnete Rolle spielte. Nicht nur, dass Bewegungsmuster erstellt wurden, selbst das Einhalten von Quarantänemaßnahmen wurde elektronisch kontrolliert – ein aus europäischer Sicht nicht mögliches Vorgehen.

Auch in Deutschland gab es schon erste Überlegungen zu einer Nutzung von Mobilfunkdaten zur Nachverfolgung von Infektionen. Gesundheitsminister Jens Spahn brachte den Vorschlag einer Corona-Warn-App ein, mit deren Hilfe Menschen, die sich im Umfeld eines Infizierten aufgehalten hatten, über dessen Infektion informiert werden könnten, um entsprechende Maßnahmen zu ergreifen. Allerdings scheiterte der Vorstoß an dem Widerstand von Datenschützern und technischen Schwierigkeiten. Erst im Juni, deutlich später als in anderen Ländern, kam die Corona-Warn-App deutschlandweit zum Einsatz, nach umfangreicher Entwicklungs- und Anpassungsarbeit. Auch dann war sie noch nicht endgültig ausgereift, aber sie wurde den Datenschutzrichtlinien gerecht, und innerhalb kürzester Zeit luden sie Millionen von Menschen herunter. Das Prinzip ist einfach: Über Bluetooth tauschen die Geräte anonym Daten aus, sodass die Datenschutzrechte des Einzelnen gewahrt bleiben. Da die Daten aber nicht gesammelt werden, kann man auch nicht überprüfen, wie gut das System überhaupt funktioniert.

Doch jetzt, Anfang März, setzte man in Deutschland ganz auf die Nachverfolgung von Kontakten durch die Gesundheitsämter, wenn jemand infiziert war. Darüber hinaus gehörten das Hochfahren von Tests und gezielte Quarantäneverordnungen zu den Maßnahmen, mit denen man hierzulande die SARS-CoV-2-Pandemie unter Kontrolle zu halten versuchte. Wir hatten bei uns in der Klinik schon seit Auftreten der ersten COVID-19-Fälle viel getestet, allerdings waren die Infektionszahlen in unserem Umkreis und auch deutschlandweit immer noch überschaubar; in Bonn stiegen sie von etwa 50 bestätigten Fällen Mitte März auf knapp 290 Ende des Monats, für ganz Deutschland meldete das RKI am 26. März 36 508 bestätigte Fälle. Ob Testungen in größerem Maßstab durchführbar waren, würde sich erst noch zeigen müssen. Ich war skeptisch, ob man mit dem Testen bei steigenden Infektionszahlen noch hinterherkommen würde, schließlich waren die Testkapazitäten der Labore begrenzt.

Früh ging es bei uns um den Ausbau unserer Testmöglichkeiten. Seit Auftreten der ersten Coronafälle machte unser Labor für das Universitätsklinikum und andere Kliniken in Bonn sowie in Teilen auch für die Stadt die Diagnostik. Während wir Anfang März etwa 100 Tests am Tag durchgeführt hatten, schnellten die Zahlen bis Mitte des Monats plötzlich auf fast 1000 täglich hoch. Die WHO hatte COVID-19 am 11. März zur Pandemie erklärt und damit amtlich bescheinigt, dass es sich um ein Krankheitsgeschehen handelte, das nicht mehr auf einen Ort geschweige denn einen Kontinent begrenzt war, und das RKI wies immer mehr Risikogebiete aus, auch in Europa: Neben Italien waren Mitte März Teile Frankreichs (das Elsass, Lothringen und die Champagne-Ardenne), Madrid und das österreichische Bundesland Tirol betroffen. Die Kontaktnetze uferten aus, und das führte zu einem stetig wachsenden Testaufkommen auch bei uns. Noch immer galt, dass nur getestet wurde, wer auch Symptome zeigte und aus einem Risikogebiet kam, doch die Zahl der Menschen ohne typische Krankheitssymptome, die sich testen lassen wollten, stieg weiter. Und sie bezahlten dann den Test aus eigener Tasche. Erste Studien legten nahe, dass ein Infizierter, schon bevor er Symptome zeigte, infektiös sein könnte, wie man durch das Nachverfolgen von Infektionsketten mathematisch modelliert hatte. Das waren erste Indizien dafür, dass breites Testen sinnvoll sein könnte, um Infektionsketten früh zu durchbrechen.

Aber das zunehmende Testaufkommen stellte die Labore vor große Herausforderungen. Auch bei uns in der Diagnostik kam Missstimmung auf. Der Arbeitsaufwand wuchs permanent, und die Mitarbeiter wurden zunehmend gereizt; alle standen unter großer Anspannung und wurden stark gefordert – eine schwierige Situation. Es war eine Frage, ob man testen wollte, eine andere, was man zu leisten imstande war. Auch wollte jeder Arzt, Oberarzt und Patient das Ergebnis am besten sofort. Schon zu Beginn des Monats waren unsere Testressourcen knapp geworden. Die Hersteller kamen mit der Produktion kaum noch nach. Wie viele andere Labore mussten auch wir uns die Materialien für die Tests selbst zusammensuchen, angefangen bei den Abstrichröhrchen zur Probenentnahme bis hin zu ganzen Testkits. Zwar bestellten wir nach wie vor die Materialien bei verschiedenen Herstellern, doch die hatten inzwischen alle Lieferschwierigkeiten. Wir suchten stetig nach Alternativen. Wie alle anderen auch.

Was macht die Infektion im Körper?

Noch während unserer Woche in den Heinsberger Haushalten hatte ich mit einer Firma Kontakt aufgenommen, die einen neuen Antikörper-Schnelltest anbot. Standardmäßig wurden zu dieser Zeit SARS-CoV-2-Infektionen mit dem PCR-Test nachgewiesen, dem Goldstandard unter den Tests, den auch wir verwendeten. Während er Virusmaterial im Rachenabstrich nachweist, arbeitete der Schnelltest, der uns nun angeboten wurde, mit dem Blut eines Infizierten, das er auf Antikörper gegen SARS-CoV-2 hin untersuchte.

Bei vielen viralen Erkrankungen sucht man zunächst mittels Antikörper, ob der Mensch Kontakt mit dem Virus hatte. Sobald ein Virus in den Körper eintritt, wird das Immunsystem aktiviert und bildet nach ein paar Tagen eine spezifische Immunantwort aus, die auf das Virus zugeschnitten ist. Das sind neben T-Zell-Immunantworten auch Antikörper, die spezifische Regionen des Virus erkennen und sich anheften. Bei der viralen Diagnostik wird die Immunantwortbildung zum Nachweis einer Erkrankung genutzt. Das Immunsystem wirkt dann wie ein Spiegel. So weist man beim ersten Hepatitis-B-Test zum Beispiel die Antikörper gegen Hepatitis B nach und nicht das Virus selbst. Das macht man erst im nächsten Schritt. Auch bei dem Schnelltest bedeutete es, dass der Test nicht RNA vom Virus, sondern Antikörper gegen SARS-CoV-2 auswies. Die Firma erklärte, der Test zeige, ob sich Immunantworten, die sogenannten Immunglobuline IgM und IgG, im Blut eines COVID-19-Patienten gebildet hätten. Dabei sollte nach Herstellerangaben ein positiver IgM-Wert eine Infektion in der früheren Phase einer COVID-19-Erkrankung, etwa den ersten 4 bis 10 Tagen, nachweisen und ein positiver IgG-Wert eher später, ab dem 11. Tag, die Krankheit aufzeigen.

Ich war skeptisch, ob ein solcher Test überhaupt zuverlässig eine Coronainfektion nachweisen könnte, denn Antikörper zeigen sich in der Regel erst gegen Ende einer akuten Infektion. Die meisten Menschen sind aber nur in der akuten Phase der Infektion ansteckend und krank. Das ist bei chronisch viralen Erkrankungen wie HIV, Hepatitis B oder C anders. Dort weist man die Infektion meist sowieso erst zu einem späteren Zeitpunkt nach, wenn sich die richtige Immunantwort bereits ausgebildet hat. Die akute Infektion spielt eine Sonderrolle, da es der Zeitpunkt in der

Erkrankung ist, an dem es zum ersten großen Kampf zwischen Virus und Immunsystem kommt. Setzt sich das SARS-CoV-2-Virus – meistens sind es mehrere – im Rachen fest, dringt es über den ACE2-Rezeptor in die Zielzelle ein. In der Zielzelle löst sich das Virus in seine Bestandteile auf und benutzt die zelleigene Maschinerie, um Nachkommen zu produzieren. Dabei entstehen Millionen neuer Viren, die umliegende Zellen infizieren. Die infizierten Zellen wehren sich aktiv mit allen Kräften gegen die Eindringlinge. Zudem erkennen Immunzellen der angeborenen Immunität bestimmte Muster, anhand derer sie Fremdes und Eigenes unterscheiden können. Diese Mustererkennungsrezeptoren senden Alarmsignale aus, in deren Folge es zur Entzündung kommt. Rötung, Schwellung, Einströmen von Immunzellen und eine akute Abwehr gegen die Viren im Rachen setzen ein. Fast nie können sie das Virus auslöschen, aber zumindest seine Ausbreitung verlangsamen, bis die adaptive und damit spezialisiertere Immunantwort einsetzt.

Bei der adaptiven Immunantwort unterscheidet man zwischen einer T-Zell- und einer B-Zell-Immunantwort, die sich etwa gleichzeitig einstellen, aber ganz unterschiedliche Vorgänge beschreiben: T-Zellen erkennen infizierte Zellen und töten diese ab, während B-Zellen Antikörper bilden und meistens freie Viren außerhalb der Zellen abfangen und damit verhindern, dass sie weitere Zellen infizieren. Diese beiden Vorgänge haben dann eingesetzt, wenn die Infektion ihren Höhepunkt erreicht hat, den Scheitelpunkt oder Peak, in dessen Folge die Viruslast wieder abnimmt. Bei einem typischen Ablauf einer akuten viralen Erkrankung kommen die beiden Antikörper nacheinander um den Scheitelpunkt der Infektion herum hoch, und die Krankheit flaut ab. Bei einem schweren Krankheitsverlauf kann es allerdings passieren, dass das Immunsystem das Virus nicht auf diese Weise unter Kontrolle bringt, selbst wenn sich eine Immunantwort einstellt. Dann sind dies meist schwerere Verläufe, die sich in die Länge ziehen und kompliziert werden können, wie häufig auf den Intensivstationen zu sehen.

Ist der Körper dem Virus zum ersten Mal ausgesetzt, kommen die Antikörper zumeist mit etwas Verzögerung hoch, hatte man aber schon einmal Kontakt mit dem Virus, zeigen sie sich schneller und können das Virus vielleicht sogar vor der Ausbreitung der Infektion abfangen. Die Fähigkeit des Immunsystems, bei der zweiten Infektion schneller zu reagieren, rührt daher, dass der Körper ein Gedächtnis für das Virus entwickelt und bei einer Neuinfektion in kürzerer Zeit diese Immunantwort reaktivieren kann. Am Anfang einer Erstinfektion expandieren die Antikörper und T-Zell-Antworten, klingt die Infektion ab, werden sie nicht mehr gebraucht und verschwinden. Aber nicht ganz. Das ist so, als ob der Körper »merken« würde, dass er diese Immunantworten zunächst nicht mehr braucht, und so werden sowohl einige Exemplare der T-Zell-Antworten als auch B-Zellen, die die Fabriken der Antikörper sind, behalten. Diese Exemplare können aber jederzeit wieder aktiviert werden und Antikörper produzieren, oder es werden nach deren Schema T-Zellen erstellt, falls es zu einer erneuten Infektion kommen sollte. Aus diesen Gründen zeigt die Erkrankung bei einer Neuinfektion zumeist einen milderen Verlauf.

Nach diesen vereinfachten allgemeinen Regeln vollzieht sich der klassische Verlauf einer akuten Infektion mit einem Virus. Bei wenigen Menschen kann sich die akute Infektion lange hinziehen, und die Antikörper sind dann bereits während der Infektion nachweisbar. Solche verlängerten Infektionen sieht man bei Menschen, die eine Lungenentzündung aufgrund von SARS-CoV-2 entwickeln. Lungenentzündungen sind deshalb so gefährlich und sogar tödlich, weil sich jetzt der Kriegsschauplatz zwischen Virus und Immunsystem in die Lunge verlagert hat. Dann breitet sich dort das Immunsystem aus, und Zellreste und Zelltrümmer müssen abgeräumt werden. All das hindert die Lunge daran, das zu tun, was sie eigentlich machen soll: atmen. In der Lunge pressen sich Alveolen eng an die kleinen Blutkapillaren und sorgen für den Sauerstoffaustausch. Dringen Flüssigkeit, Zellen und Zelltrümmer dazwischen, wird der Sauerstoffaustausch erschwert. Von der Lunge ist es daher auch nicht weit bis ins Blut, sodass das Virus in seltenen Fällen auch ins Blut übertreten und von dort Organe befallen kann, denn der ACE2-Rezeptor ist in vielen Zellen des Körpers zu finden – es kann das Herz, die Nieren oder sogar die Nervenzellen betreffen. Doch das kommt selten vor, meistens erfolgen die Immunantworten textbuchartig wie beschrieben, und das Virus wird schnell eliminiert.

Die Immunantworten jedoch bleiben. Wie lange eine Immunität anhält, kann für den SARS-CoV-2-Erreger noch nicht abschließend beantwortet werden, aber bei den uns bekannten Coronaviren besteht für gewöhnlich eine Immunität von 6 bis 24 Monaten. Für eine COVID-19-Erkrankung sind bislang 8 Fälle von Reinfektionen beschrieben worden – bei einer Gesamtzahl von weit über 60 Millionen Infizierten nicht mehr als Einzelfälle. Die Ausnahme bestätigt daher eher die Regel. Nichtsdestoweniger muss man damit rechnen, dass die Anzahl der Reinfektionen weiter steigen wird.

Der Antikörper-Schnelltest, der uns nun angeboten wurde, versprach also eine Infektion über Antikörper gegen SARS-CoV-2 im Blut nachzuweisen. Die Firma hatte ausgezeichnete Daten von seiner Erprobung vorgelegt, und wir beschlossen, ihn einer eigenen Testung zu unterziehen. Wir waren skeptisch, aber wir sagten uns, dass man es zumindest probieren könnte und wir nicht verpassen wollten, einen Lösungsansatz zu finden. Man lieferte uns erste Testkits.

Im Abstrichzentrum in Gangelt

10. März. Gemeinsam mit dem befreundeten Oberarzt aus der Inneren Medizin unserer Klinik und einem Bundeswehrarzt für Hygiene fuhr ich erneut nach Gangelt, diesmal, um den Antikörper-Schnelltest zu erproben. Da die Infektionszahlen im Kreis

Heinsberg weiterhin deutlich stiegen, bot es sich an, den Schnelltest im Abstrichzentrum zu prüfen. Nach Rücksprache mit dem Gesundheitsamt sowie dem Deutschen Roten Kreuz vor Ort erhielten wir grünes Licht, dort zu testen.

Am 2. März hatte die Gemeinde in einer Turnhalle ein Abstrichzentrum als zentrale Anlaufstelle für COVID-19-Patienten in der Region eingerichtet. Alles war hervorragend organisiert. Um uns den Hygienevorschriften des Roten Kreuzes anzupassen, waren wir alle drei diesmal in voller Montur erschienen, in Schutzanzug, Atemschutzmaske und Handschuhen. Die Idee war, den Menschen, die hierherkamen, um sich vom Roten Kreuz auf eine Coronainfektion testen zu lassen, unseren Test zusätzlich anzubieten und so seine Funktionsfähigkeit zu überprüfen.

Wir legten los. Am Eingang fragte unser Hygieniker die Besucher, ob sie bereit seien, an unserer Schnelltest-Studie teilzunehmen. Er erklärte ihnen, dass der PCR-Test des Roten Kreuzes ihnen in jedem Fall ein Ergebnis über eine mögliche Infektion liefern würde. Unser Schnelltest nun bedeute, sich zusätzlich zum Rachenabstrich eine Blutprobe nehmen zu lassen. Dann allerdings, so unsere Hoffnung, würden die Teilnehmer schon sehr schnell, unter Umständen bereits nach 20 Minuten, ein Ergebnis haben – deutlich früher als beim PCR-Test, der nicht vor dem nächsten Tag ausgewertet sein würde.

Fast alle willigten ein und kamen zu uns, nachdem die Mitarbeiter vom Roten Kreuz den Rachenabstrich bei ihnen vorgenommen hatten. Nun kam der Arzt von der Inneren zum Einsatz. Er nahm jedem einzelnen Teilnehmer Blut ab und übergab die Röhrchen dann an mich, da ich die Testung übernahm. So weit verlief alles reibungslos, wir waren schnell ein eingespieltes Team und konnten in wenigen Stunden alle 50 Tests durchführen, wie wir uns eingangs vorgenommen hatten.

Weniger erfolgreich war allerdings die Aussagekraft des Tests. Der Hersteller hatte uns zwar vorgewarnt, dass es nicht ganz einfach sein würde, ein klares Ergebnis abzulesen, und so schauten wir auf jeden Teststreifen und warteten, welches Feld sich verfärbte. Der Test sah aus wie ein Schwangerschaftstest, und auch unsere Erwartungen waren ähnlich hoch. Gebannt beobachteten wir jede Veränderung auf den Streifen und rätselten, ob sie nun eine Infektion anzeigten oder nicht. Aber zunächst war kein einziger Test eindeutig positiv. Langsam machte sich die Erkenntnis breit, dass wir hier keinen Gewinner testen würden. Wir hatten trotz der berechtigten Zweifel etwas Hoffnung in den Schnelltest gesetzt, doch der schien sich als komplett ungeeignet zu erweisen.

Schließlich testeten wir ein älteres Ehepaar. Der Frau ging es nicht gut, das war deutlich zu sehen, und sie klagte auch über Atemnot und Beschwerden. Wir nahmen ihr Blut ab, gaben es auf den Teststreifen und bekamen umgehend eine Reaktion. Der Test schlug sofort deutlich an: Die Frau hatte sich mit SARS-CoV-2 infiziert. Da der Test so eindeutig positiv war und sie sich noch dazu nicht gut fühlte, überstellten wir die Frau umgehend ins Krankenhaus. Später bestätigte der PCR-Test den Befund.

Das war doch immerhin ein Ergebnis. Auch wenn uns der Schnelltest bis dahin nicht überzeugt hatte, so hatte er sich in diesem einen Fall doch als äußerst hilfreich erwiesen. Er hatte deutlich schneller als die PCR die Infektion nachgewiesen und uns so eine Entscheidungsgrundlage dafür geliefert, der älteren Dame umgehend zu helfen und sie einer Behandlung zuzuführen. Auch konnte sie auf diese Weise schnell isoliert und weitere Ansteckungen verhindert werden.

Der Schnelltest, so unser Fazit, hatte eine relativ hohe Spezifizität, aber eine niedrige Sensitivität. Das heißt, wenn er ausschlug, lag tatsächlich eine Infektion vor, aber er fand nicht jeden Infizierten. Nur jede dritte Infektion wurde angezeigt, so das Ergebnis unserer Studie. Unsere Skepsis hatte sich als begründet erwiesen, dass der Test nur bei denjenigen COVID-19-Patienten den Nachweis erbringen konnte, die sich bereits in einem späteren Verlauf der Infektion befanden. Erst dann also, wenn die Antikörper nachweisbar wurden. Den Herstellerangaben folgend, war er damit geeignet, COVID-19-Infektionen zu diagnostizieren, wenn der Patient schon einige Tage infiziert war und sein Körper Immunantworten gegen das Virus ausbildete. Allerdings konnte er die Frühphase einer Infektion, in der der Patient besonders infektiös ist, nicht erkennen.

Zusammenfassend hielten wir fest: Der Antikörper-Schnelltest war nicht besonders zuverlässig und für sich allein wenig geeignet in der Pandemiebekämpfung. Man konnte mit ihm nur die Personen finden, die schon länger infektiös waren, vielleicht noch Virus weitergeben konnten, aber bei denen die Erkrankung meist am Abklingen war. Mit der hohen Zuverlässigkeit des PCR-Tests konnte er nicht mithalten. Die Suche nach den besten Tests und richtigen Teststrategien ging weiter und wurde zum ständigen Begleiter der Pandemie.

Fragen über Fragen

In der dritten Märzwoche startete mein Podcast für den Bayerischen Rundfunk mit dem Titel »The Daily Streeck«. Mitte Februar, als ich in Köln einen Vortrag über Strategien zur Bekämpfung von HIV gehalten hatte, war eine Journalistin des BR mit der Idee an mich herangetreten, in einer täglichen Sendung über die aktuellen Entwicklungen der Pandemie zu berichten und Fragen rund um das Virus zu beantworten. Ich kannte die Journalistin bereits von vorherigen Events und verstand mich gut mit ihr. Es ging darum, in einem 15- bis 30-minütigen Podcast die vielen, teilweise widersprüchlichen Informationen, Zahlen, Trends und kontroversen Angaben zu SARS-CoV-2, die in den Medien und dem Internet kursierten, zu besprechen und auch medizinisch einzuordnen. Die öffentliche Debatte war von einem Hin- und Herspringen zwischen Einschätzungen von allen möglichen Seiten bestimmt, und die Idee, in einem fixen Rhythmus und festen Format klare Informationen direkt an die Menschen weitergeben zu können, hatte mich überzeugt. Den Podcast mit jemandem zu machen, mit dem man sich verstand, und so auch die Gelegenheit zu haben, sich kurzfristig auszutauschen, gefiel mir besonders. Am 14. März kam die schriftliche Anfrage, und am 16. März gingen wir erstmals auf Sendung.

Die Stimmung in jenen Wochen Mitte März war von einer großen allgemeinen Verunsicherung geprägt. Wir wussten immer noch wenig über das neuartige Coronavirus, auch wenn weltweit an SARS-CoV-2 geforscht wurde. Virologen, Epidemiologen und Wissenschaftler verschiedener anderer Fachrichtungen starteten Studien zu allen möglichen Aspekten rund um das Virus und warteten mit immer neuen vorläufigen Ergebnissen auf. Zu Irritationen bei den Menschen führten auch die ansteigenden Infektionszahlen, die mit Meldungen über die angespannte Situation in unseren Krankenhäusern, Empfehlungen zu und Warnungen vor bestimmten Verhaltensweisen im Umgang mit dem Virus und oftmals wilden Theorien und Spekulationen über Medikamente oder Krankheitsverläufe einhergingen. Manch einen befiel geradezu Panik angesichts der Horrorszenarien überfüllter Intensivstationen, die täglich prognostiziert wurden, andere fragten sich voller Sorge, wie sie angesichts der Gefahr einer Infektion, die überall zu lauern schien, mit ihrer Vorerkrankung oder als älterer Mensch ihren Alltag bewältigen sollten. Der Podcast – so stellte sich schnell heraus – war da wie ein Spiegel all der großen und auch ganz alltäglichen Probleme des Lebens mit Corona in dieser Zeit; hier bekam ich noch einmal hautnah mit, welche Themen die Menschen bewegten, ihnen manchmal förmlich unter den Nägeln brannten.

Es kamen Fragen über Fragen: zu der Beschaffenheit des Virus wie etwa seiner Oberflächenbeständigkeit – fördert zum Beispiel die Verwendung einer Handcreme die Virusübertragung, weil sich Viren dort länger halten? –, zu Haltbarkeit, Hitzebeständigkeit und der Aussagekraft von Laborbefunden. Aber auch Fragen nach unseren Erfahrungen aus Heinsberg: Welche Real-Life-Befunde konnten wir vorweisen? Was konnten wir über Viruspartikel in der Luft sagen – verschwindet SARS-CoV-2 im Frühling, im Sommer wie die Grippeviren? Ist SARS-CoV-2 ein behülltes oder unbehülltes Virus, und was bedeutet das?

Am 17. März erreichten mich beispielsweise folgende Themen: Wie ist die Lage in der Klinik, wie geht es Mitarbeitern und Patienten? Gibt es schwere Krankheitsverläufe? Wie geht es Asthmapatienten, sollten sie Kortison nehmen oder auf andere Medikamente umsteigen? Sollten sich ältere Menschen gegen Pneumokokken impfen lassen? Und dann: Kann das Virus über Geld übertragen werden, was ist mit Münzen, was mit Paketen, was mit Papier? Wie verhält es sich mit der Luft in Räumen – kann sich das Virus dort auch über einen längeren Zeitraum hinweg halten? Was sind Aerosole, und welche Rolle spielen sie bei einer Infektion? So ging es weiter. Es wurden Fragen zur Virusübertragung gestellt, zur Immunität bis hin zur Bitte um Tipps, wie man sich am besten ablenken könne, wenn man zwei Wochen Quarantäne hinter sich bringen müsse.

Das Interesse an aktuellen Forschungsergebnissen im Zusammenhang mit COVID-19 und auch den Diskussionen darüber in der Wissenschaftscommunity war groß, denn davon versprach man sich Klarheit und auch Handlungsempfehlungen. So ging es beispielsweise am 18. März um eine neue Studie, die gerade publik geworden war und einen Zusammenhang zwischen Blutgruppen und dem Verlauf einer COVID-19-Erkrankung suggerierte. Die Forscher hatten in ihrer Untersuchung Hinweise darauf gefunden, dass Menschen mit der Blutgruppe A einen besonders schweren Krankheitsverlauf erlitten, gefolgt von Menschen mit der Blutgruppe AB; Blutgruppe B hatte nur einen milden Verlauf gezeigt und Blutgruppe 0 kaum bis keine Symptome. Ich hielt die Ergebnisse der Studie für wenig aussagekräftig, denn zum einen hatten die Wissenschaftler nur sehr wenige Menschen untersucht und zum anderen Faktoren, die ebenso einen Einfluss auf den Krankheitsverlauf haben könnten, unberücksichtigt gelassen. Hat man beispielsweise in einer der Gruppen mehr Raucher als in einer anderen, kann dieser Faktor zu einem vollkommen anderen Ergebnis führen. Dass Raucher ein 14-faches Risiko haben, einen schweren Krankheitsverlauf bei COVID-19 zu erleiden, galt mittlerweile als gesichert. Und so widerlegte dann auch schon bald eine zweite Studie einen Zusammenhang zwischen Schweregrad der Erkrankung und Blutgruppenzugehörigkeit; selbst die Vermutung, Menschen mit der Blutgruppe 0 seien im Vorteil, bestätigte sich nicht. Letztendlich konnten Parallelen oder Unterschiede bei der Erkrankung auf vollkommen andere Einflussgrößen zurückgehen – die Studienergebnisse waren nicht valide.

Viel diskutiert wurden auch Studien zur Wirksamkeit verschiedener Medikamente bei einer COVID-19-Erkrankung. Zur Überraschung vieler hatte die WHO Mitte März eine Warnung vor der Einnahme von Ibuprofen im Zusammenhang mit COVID-19 herausgegeben. Ibuprofen ist ein Schmerzmittel, das viele kennen und breit eingesetzt wird. Zu seinen Eigenschaften zählt, dass es entzündungshemmend wirkt und auch in die Blutgerinnung eingreifen kann. Nun hatte das renommierte medizinische Fachjournal *The Lancet* einen Kommentar publiziert, in dem es hieß, dass die entzündungshemmende Wirkung des Medikaments bei einer COVID-Erkrankung zum Problem werden könnte. Dahinter stand die Vermutung, das Immunsystem gehe unter Einnahme von Ibuprofen nicht mehr ausreichend gegen das Virus vor. Dazu muss man Folgendes verstehen: Um das Virus zu bekämpfen, ist eine starke Entzündungsreaktion bis zu einem gewissen Grad wichtig, aber das kann sich auch ins Gegenteil verkehren. Wenn nämlich das Immunsystem stark reagiert, werden Flüssigkeiten und andere Substanzen ausgeschüttet und in die Lunge gepresst, sodass dort kein guter Gasaustausch mehr stattfinden kann. Aus diesem Grund wird bei schweren Pneumonien häufig auch ein entzündungshemmendes Medikament verabreicht wie beispielsweise Kortison.

Hinweise, dass Ibuprofen zu einem schwereren Verlauf bei COVID-19 führen könnte, gab es jedoch nicht. Die Warnung war zurückzuführen auf eine Sprachnachricht, die auch ich erhielt. Eine Frau erzählte von einem Cousin, der an einem Wiener

Spital arbeitete und herausfand, dass alle Verstorbenen Ibuprofen eingenommen hatten. Die eindringlichen Warnungen verunsicherten viele und wurden wohl erst in Frankreich, dann von der WHO ernst genommen. Auch wenn es sich später als ein »Hoax« herausstellte, zeigte die Geschichte doch deutlich, wie verunsichert die Bevölkerung war. (Aus diesem Grund und nach Rücksprache mit dem Bundesinstitut für Arzneimittel und Medizinprodukte, BfArM, hatten wir Ibuprofen in unseren Fragekatalog der Heinsberg-Studie aufgenommen.) Es gab nicht einmal eine Studie dazu, und so hielt ich die Warnung für übereilt. Auf die Frage nach einer Gefahr durch Kortison bei einer COVID-19-Erkrankung empfahl ich generell, die Medikamente, die man regelmäßig einnahm, auch weiterhin einzunehmen – natürlich in Absprache mit dem Hausarzt. Denn auch alle anderen Krankheiten mussten weiterhin medikamentös behandelt werden.

Aber es hatte auch erste Studien zu Medikamenten gegeben, die für eine Behandlung von COVID-19 im Gespräch waren. Dabei ging es um Malariamittel, HIV-Medikamente oder auch Remdesivir, ein Medikament zur Behandlung von Ebola, das seit Februar einer klinischen Überprüfung hinsichtlich einer möglichen Wirksamkeit bei COVID-19 unterzogen wurde. Doch gesichert waren die Studien nicht, und gerade bei der Medikamentengabe reichte der Glaube, dass etwas funktioniere, nicht aus, sondern es ging darum, ob eine Wirkung wissenschaftlich erwiesen war. Evidenzbasierte Medizin, die vor allem jetzt in der Pandemie wichtig war. Ein häufiges Problem besteht nämlich darin, dass einige Ärzte in der Anfangsphase gute Erfahrungen mit einem Medikament machen, man aber viele Beweise braucht, um die Wirksamkeit zu bestätigen. Medikamente sollten auch deshalb nicht vorschnell eingenommen werden, da sie bisweilen starke Nebenwirkungen haben und der Schaden dann den Nutzen überwiegen kann – so beispielsweise Hydroxychloroquin, das Malariamittel, das in diesem Zusammenhang immer wieder genannt wurde und bei dem als Nebenwirkung unter anderem

Augenschäden auftreten können. Auch die Gefahr, dass Medikamente dort fehlen könnten, wo sie nachweislich wirksam sind, wenn ein plötzlicher Run auf vermeintliche Coronaheilmittel einsetzte, sprach ich an.

Nebenwirkungen spielten auch eine Rolle, wenn es um das Thema Behandlung mit Blutplasma von COVID-19-Genesenen ging. Eine weitere Frage: Es hatte einen Aufruf für ehemalige Coronapatienten gegeben, Blut zu spenden, damit mit den Antikörpern gegen SARS-CoV-2 in ihrem Blutplasma gearbeitet werden könnte. Prinzipiell hielt ich den Einsatz von Blutseren bei der Behandlung von COVID-19 für einen guten Ansatz, doch das Verfahren war sehr aufwendig. Emil von Behring, ein deutscher Immunologe, hatte das Verfahren Anfang des 20. Jahrhunderts entwickelt und dafür 1901 den ersten Nobelpreis für Medizin erhalten. Seine Plasmatherapie gegen Wundstarrkrampf half vor allem den Soldaten im Ersten Weltkrieg, denn Tetanus war eine schreckliche Krankheit, die sich ein Verwundeter schnell zuziehen konnte. Man feierte von Behring als »Retter der Soldaten« und dann auch als »Retter der Kinder«, denn gegen Diphterie entwickelte er mit Blutseren ebenfalls eine Therapie. Diese Infektionskrankheit, die vor allem im Kindesalter auftritt, war damals weit verbreitet und als »Würgeengel der Kinder« gefürchtet. Doch auch wenn man auf solche Vorerfahrungen zurückgreifen konnte, standen wissenschaftliche Studien zur Verwendung von Blutseren bei COVID-19 noch aus.

Besonders im Gedächtnis geblieben ist mir ein Podcast, bei dem es um die Frage nach den Besuchsregeln bei uns im Universitätsklinikum ging. Viele Krankenhäuser hatten ein generelles Besuchsverbot erlassen, um das Risiko, dass Angehörige das Coronavirus ins Krankenhaus tragen könnten, zu minimieren. Wir in Bonn hatten es etwas aufgeweicht, weil wir Wert darauf legten, dass die Menschlichkeit bei alldem gewahrt wurde. Ich erinnere mich noch gut an den Fall einer Frau, deren Mann bei uns im Krankenhaus behandelt wurde und im Sterben lag. Sie wollte natürlich zu ihm, auch um sich zu verabschieden. Also ließen wir sie einen Coronatest machen, damit sie ihn noch ein letztes Mal besuchen konnte. Doch bis das Ergebnis da war, verging einige Zeit, auch wenn wir versuchten, den Test vorzuziehen. Ich sehe noch vor mir, wie die Frau den ganzen Nachmittag über auf einer Bank unter dem Fenster des Krankenzimmers saß, in dem ihr Mann lag, und auf das Ergebnis wartete. Als es schließlich kam und negativ ausgefallen war, durfte sie zu ihm und schaffte es noch, sich von ihm zu verabschieden, bevor er kurz darauf verstarb. Solche Momente vergisst man nicht.

Während ich den Podcast für den Bayerischen Rundfunk produzierte, war unsere große Heinsberg-Studie längst angelaufen, und so berichtete ich manchmal quasi live aus dem Hotspot. Manchmal nahm ich die Sendung noch im Auto auf dem Heinsberger Parkplatz auf, bevor ich nach Bonn zurückfuhr. Oder aber ich besprach die Themen auf der Fahrt nach Hamburg, wenn ich auf dem Weg zu einem Fernsehinterview oder einer Talkshow war. Dadurch, dass ich direkt aus einem stark von Corona betroffenen Gebiet berichten konnte, hatte ich das Gefühl, den Menschen unmittelbare Eindrücke zu vermitteln. Noch näher an das Geschehen herannehmen konnte man sie nicht.

Wie tödlich ist das Virus?

Unter den Fragen, die die Menschen wie auch die Wissenschaft beschäftigten, stand ganz zentral jene nach der Gefährlichkeit von SARS-CoV-2. Wie viele Todesfälle waren zu befürchten? Erste Hochrechnungen nahmen eine sehr hohe Sterblichkeit an, die WHO sprach Mitte März sogar von 4 Prozent. Doch wie viele andere Wissenschaftler auch gingen wir von weit niedrigeren Zahlen aus, denn wir vermuteten eine hohe Dunkelziffer an Infektionen. Dem lag die Annahme zugrunde, dass viele Infizierte gar nicht diagnostiziert worden waren und dass dieser Wert in die Berechnungen somit nicht einfloss.

Wir hatten in Heinsberg gesehen, dass eine Vielzahl von Menschen das SARS-CoV-2-Virus in sich trug, ohne es zu wissen – das hatte die Auswertung der Abstriche in den Haushalten ergeben. Vieles sprach also für eine hohe Dunkelziffer an Infizierten. Die Datenlage zu COVID-19 war in Deutschland noch sehr dünn, und Zahlen über Schwerstverläufe und Sterberaten aus China betrachteten wir nach wie vor mit Vorsicht. Auch bei uns in der Klinik hatte es schon einige COVID-19-Patienten mit zum Teil schweren Krankheitsverläufen gegeben, sogar erste Todesfälle. Das Virus musste ernst genommen werden, das stand für mich außer Frage.

Bei der Aussage über die Sterblichkeit durch eine Virusinfektion spielen drei Werte eine Rolle: zum einen die CFR, Case Fatality Rate, also der Fall-Verstorbenen-Anteil. Diese Zahl wird aus den gemeldeten SARS-CoV-2-Infektionen in Bezug zu den gemeldeten SARS-CoV-2-Verstorbenen berechnet. Der zweite Wert ist die IFR, Infection Fatality Rate, zu Deutsch Infizierten-Verstorbenen-Anteil oder auch Fallsterblichkeit (Letalität), die das Verhältnis zwischen den tatsächlich Infizierten mit den an dieser Krankheit Verstorbenen beschreibt. Aus epidemiologischer und infektionsepidemiologischer Sicht ist es klar, dass die IFR meist deutlich unter der CFR liegt, da Letztere nur mit den gemeldeten Infektionen, nicht aber den tatsächlichen Infiziertenzahlen arbeitet, die in die IFR einfließen. Der dritte Wert ist die Mortalität, der besagt, wie viele Menschen einer Population an dem Virus versterben, also beispielsweise wie viele Einwohner Berlins an COVID-19 versterben. Bei der Einschätzung von SARS-CoV-2 wurde mit der CFR gearbeitet, die die Johns-Hopkins-Universität bei 4 Prozent verortete; 4 Prozent aller COVID-19-Patienten starben an den Folgen der Krankheit, so die vorläufige Berechnung.

In der öffentlichen Diskussion wurden die Werte IFR, CFR und Mortalität immer wieder vermischt, was zu Irritationen führte. Der Vergleich der Tödlichkeit von SARS-CoV-2 mit den

Statistiken zur Sterblichkeit bei einer Grippewelle wurde häufig bemüht, doch dieser Vergleich hinkt. Da nicht jeder Infizierte bei einer Grippewelle erfasst werden kann, wird die CFR für Grippe durch eine statistische Hochrechnung der Erkrankten festgestellt, die mit der Sterbezahl abgeglichen wird. Bei Corona hingegen wurde die CFR aus den positiv getesteten Personen und den nachweislich an SARS-CoV-2 verstorbenen Patienten berechnet. Darüber hinaus haben wir es jedes Jahr meist mit einem anderen Grippevirus zu tun. Durch das Gegenüberstellen der ungleichen Werte und Viren verglich man Äpfel mit Birnen.

Zudem blieben unberücksichtigt in dieser Rechnung diejenigen COVID-19-Patienten mit milden oder asymptomatischen Krankheitsverläufen, die man gar nicht erfasst hatte. Und damit waren wir wieder bei der Dunkelziffer. Mehr darüber zu wissen und damit die IFR annähernd bestimmen zu können war eine der vordringlichen Aufgaben. Nach meinen Besuchen in Heinsberg und der Beobachtung von der Vielgestalt der Krankheitsverläufe hatte ich den Eindruck gewonnen, dass SARS-CoV-2 zwar hochinfektiös, aber bei Weitem nicht so tödlich war, wie die offiziellen Zahlen suggerierten. Doch das musste wissenschaftlich nachgewiesen werden.

Erfahrung gegen Bilder

11. März. Meine Einschätzung, dass das Virus weniger gefährlich war, keinesfalls aber bagatellisiert werden sollte, kam zum einen durch die Berichte aus China zustande, vor allem aber beruhte sie auf der Erfahrung in Heinsberg, wo ich viele Infizierte gesehen und untersucht hatte. Als Arzt nimmt man wahr, was eine Krankheit für den Menschen bedeutet – ob und wie stark sie ihn in Mitleidenschaft zieht. Hat man viele Kranke gesehen, entsteht ein klinisches Bild von der Krankheit, und man kann eine Erkrankung auch besser einordnen.

Als wir wenige Tage zuvor nach Heinsberg hineingefahren waren, um die Bewohner zu Hause aufzusuchen, waren gefühlt alle anderen herausgefahren. Man mied die Region, da hier alles unter Quarantäne stand und man mit großer Wahrscheinlichkeit auf Infizierte traf. Genau das ist es aber, was für mich Arztsein bedeutet: zu den Menschen gehen und sich ein eigenes Bild von ihrem Zustand und der Erkrankung machen. Durch die Besuche bei den vielen Infizierten hatte ich gesehen, welche Symptome auftreten konnten, was das Virus mit den Menschen machte und wie sie sich fühlten. Die öffentliche Diskussion hingegen wurde von Bildern bestimmt. Bildern von schwersten Krankheitsverläufen, halb nackten Patienten an Pumpen und Schläuchen auf Intensivstationen, gestressten Ärzten und überlastetem Pflegepersonal. Bilder können sehr plastisch einen Eindruck von Extremsituationen vermitteln, und das taten sie in dieser Phase der Coronapandemie weltweit: Schwerkranke, Reihen von Särgen in Bergamo, Verzweiflung und Trauer. Die feineren Facetten der Erkrankung kamen darin nicht vor. Die sind schwer abzubilden, die muss man erleben. Deshalb war der Kontakt zu den Heinsbergern so wichtig für mich gewesen. Er hatte meine Sichtweise und Beurteilung der Pandemie entscheidend bestimmt.

Hinzu kam, dass SARS-CoV-2 zwar auch für mich ein neuartiges Virus war, aber das Ausbruchsgeschehen nicht die erste Pandemie, die ich hautnah miterlebte. Seit mehr als 30 Jahren leben wir in einer Aidspandemie, die wir zwar nicht als solche wahrnehmen, die aber unbehandelt mit einer nahezu 100-prozentigen Sterberate extrem tödlich ist. In jahrzehntelangen Anstrengungen und einer engen, intensiven Zusammenarbeit von Forschern weltweit ist es gelungen, die Krankheit zu therapieren, sodass Menschen mit HIV ein fast normales Leben führen können und die gleiche Lebenserwartung haben wie andere. Das HIV-Pandemiemanagement ist ein Beispiel dafür, wie man in weltweiter Kooperation Therapien und *Enabling*-Strategien entwickeln kann, um Infektionen auch langfristig zu verhindern. Man hat zudem Möglichkeiten gefunden, durch die Einnahme einer Präexpositionsprophylaxe (PrEP), antiviralen Medikamenten, eine Infektion mit dem Virus zu unterbinden. Quasi ein chemischer Impfstoff. Zusätzlich zu Kondomen gibt es nun als Schutz eine Tablette, die vor dem Sex eingenommen werden kann, um eine Infektion zu verhindern. Außerdem hat man die Entwicklung von HIV-Impfstoffen vorangetrieben und arbeitet schon viele Jahre auch daran gemeinsam. Seit 2017 ist ein Impfstoff in der dritten Testphase, und im Affenversuch zeigte er bereits erfolgversprechende Ergebnisse. Diese gemeinsamen Erfahrungen und Erfolge in der Aidsbekämpfung sind sicher ein Grund dafür, dass sich viele Wissenschaftler aus der HIV-Forschung jetzt intensiv mit SARS-CoV-2 und Managementstrategien in der Coronapandemie beschäftigen.

HIV ist auch einer meiner Forschungsschwerpunkte, und ich engagiere mich seit vielen Jahren in der Aidsbekämpfung. Schon während meines Medizinstudiums war ich immer wieder im Ausland und sammelte in verschiedenen Kliniken Erfahrungen auch mit HIV und Pandemien. Im Jahr 2002 war ich an einem Krankenhaus in Toronto, als sich die Stadt zum Epizentrum der SARS-1-Pandemie entwickelte; nirgendwo sonst außerhalb Asiens gab es mehr Infektionen mit diesem gefährlichen respiratorischen Virus.

Geprägt hat mich aber vor allem meine Zeit in Afrika. Ich war dort in vielen Ländern unterwegs, in Uganda oder Südafrika, und habe in Gegenden gearbeitet, in denen Aids so verbreitet war, dass man eher überrascht reagierte, wenn man auf einen Nichtinfizierten traf. Fiel ein HIV-Test negativ aus, hielt man es fast für einen Irrtum und war versucht, den Patienten ein weiteres Mal zu testen. Hier starben die Menschen tatsächlich wie die Fliegen, in vielen Fällen kam jede Hilfe zu spät. Für mich waren es bisweilen harte Erlebnisse, die meine Betrachtungsweise in vielerlei Hinsicht verändert haben.

Beispielsweise in Fort Portal, einer kleinen Stadt im Westen Ugandas. Ich war als Student am örtlichen Krankenhaus tätig und weitestgehend auf mich allein gestellt, denn der Arzt kam nur zweimal in der Woche vorbei, um nach den Patienten zu sehen, Operationen durchzuführen und eine Sprechstunde abzuhalten. Einmal hatten wir einen Patienten auf der Station, bei dem sich am Oberschenkel ein riesengroßer Abszess gebildet hatte. Der Arzt lehnte es rundheraus ab, ihn zu operieren, da er davon ausging, dass der Mann HIV-positiv war und keine große Überlebenschance besaß. Der Patient hatte hohes Fieber und bereits eine Sepsis entwickelt, und ich redete so lange auf den Arzt ein, ihn doch möglichst schnell zu operieren, bis er schließlich einwilligte. *Ubi pus, ibi evacua* – wo Eiter ist, dort entleere ihn, wie Mediziner sagen.

Gegen Abend, in einer unglaublichen Hitze, brachten wir den Mann also in den OP, entfernten den Abszess und drainierten den Eiter, der in großen Mengen aus der Wunde floss. Es war klar, dass er ein Antibiotikum zur Vorbeugung einer Wundinfektion brauchte, aber auf der Krankenstation war kein Antibiotikum vorhanden. Also fuhr ich zur nächstgelegenen Apotheke, um es zu besorgen. Das Passende war nicht vorrätig, und so kaufte ich ein Antibiotikum, das nicht wirklich geeignet war, um den Mann überhaupt behandeln und eine Entzündung verhindern zu können. Es gab auch kein flüssiges Medikament. Der Mann konnte aber nicht mehr schlucken. Wir zerbröselten das Medikament und flößten es ihm über eine Nasensonde ein. Standardmäßig war er inzwischen auch einem HIV-Test unterzogen worden, und zum Erstaunen aller fiel dieser negativ aus. Der Patient hatte kein Aids, entgegen der vorschnellen Einschätzung des Arztes. Und doch überlebte der Mann nicht, sondern starb wenige Tage nach der Operation.

In Ländern wie Uganda, die von der Aidspandemie stark betroffen sind und in denen zugleich die medizinische Versorgung vollkommen unzureichend ist, werden Entscheidungen über die Behandlung von Patienten häufig aufgrund von Vorurteilen getroffen, und diejenigen, die HIV-positiv sind, stehen ganz unten auf der Liste. Ganz oben stehen Kinder, die immer behandelt werden, selbst wenn ihre Überlebenswahrscheinlichkeit gering ist.

In meinem praktischen Jahr als Arzt habe ich 2005 im südafrikanischen Soweto im Chris Hani Baragwanath Hospital gearbeitet, dem größten Krankenhaus der südlichen Hemisphäre. In der Notaufnahme dort schoben wir 36-Stunden-Schichten und behandelten jeden, der gerade hereinkam – Unfallopfer, auch schwerverletzte Kinder, mussten direkt am Hubschrauber entgegengenommen werden. Ich habe Verletzungen gesehen, die man sich gar nicht vorstellen kann. Manchmal kamen so viele Unfallopfer mit schwersten Wunden auf einmal, dass das getrocknete Blut am nächsten Morgen als Blutstaub zusammengekehrt werden konnte. Drei Mal musste allein in der Zeit, die ich dort verbrachte, die Notaufnahme dieses riesigen Krankenhauses geschlossen werden, weil wir keine Kapazitäten mehr hatten. Die Patienten standen dicht gedrängt, man kam kaum noch durch, zwängte sich durch blutende Menschen. Die leichten Verletzungen wurden nicht von uns behandelt, sondern von den Schwestern und Pflegern grob genäht.

Wir hatten die ganze Zeit schwerkranke Menschen um uns herum. Oft mussten die Patienten sofort in den OP bei uns auf der Chirurgie – es waren unglaubliche Szenen, die sich da abspielten. Einmal wurde eine Frau mit einer Schussverletzung eingeliefert und musste schnell operiert werden. Ich führte die OP selbst durch. Sie hatte eine eingefallene Lunge durch die Schussverletzung, und eine Drainage musste gelegt werden. Hierfür setzt man einen kleinen Schnitt zwischen den Rippen und spreizt ihn mit dem Finger, damit der Muskel reißt. Denn durch das Reißen, anstelle eines Schnitts, erreicht man, dass eine Wunde besser verheilt. Den Finger zwischen den Rippen der Patientin, merkte ich, dass ich ihn mir an der scharfen Kante aufgeratscht hatte. Als ich ihn aus der Wunde zog, quoll mein Blut aus dem aufgerissenen Handschuh über das Blut der Frau. Ein Blick zu ihren Beinen, und ich sah, dass sie bereits ein Karposi-Sarkom hatte, ein Krebs, der häufig im Endstadium Aids auftritt. Ich führte die OP zu

Ende – jeder Arzt oder Student war in diesem Moment genauso eingespannt mit einem Patienten. Gleich nach der Operation besorgte ich mir HIV-Medikamente, um eine Postexpositionsprophylaxe durchzuführen. Bis zu 72 Stunden nach der HIV-Exposition kann man eine Infektion mit den richtigen Medikamenten noch abwenden. Zwar muss man dann einen Monat lang Medikamente einnehmen, kann dadurch aber verhindern, sich ein Leben lang HIV-Medikamente verabreichen zu müssen. Mein Test fiel dann auch negativ aus. Ich hatte mich nicht infiziert.

Diese Zeit in Afrika hat meine Perspektive als Virologe und Arzt stark geprägt, und auch mein Wunsch, breiter zu arbeiten, international vernetzt, und mich in der Impfstoffentwicklung zu engagieren, ist dort entstanden. Es gibt sehr viel Leid auf der Welt, das habe ich in Afrika hautnah erlebt. Aber vor allem habe ich dort gelernt, global zu denken. Im Krankenhaus von Soweto haben wir jeder täglich einige Hundert Patienten versorgt, Schwerstverletzte, denen sofort geholfen werden musste. Und das muss überall geschehen. Auch bei der Pandemiebekämpfung dürfen wir den Einzelnen nicht vernachlässigen, sondern müssen uns um alle Menschen kümmern. Mit vielen Kollegen weltweit, die ich damals kennengelernt habe und die zu Freunden geworden sind, tausche ich mich bis heute regelmäßig aus, denn ich bin überzeugt davon, dass wir alle nur gemeinsam COVID-19 zurückdrängen können, um Menschenleben zu retten.

Kapitel 4

Eine Faktenbasis schaffen – Die Dunkelzifferstudie

20. März 2020. Das Robert Koch-Institut meldete 13 957 nachweislich mit SARS-CoV-2 infizierte Menschen in Deutschland; die Zahl hatte sich innerhalb von nur zehn Tagen mehr als verzehnfacht. Hier deutete sich ein exponentielles Wachstum an, auch wenn die Entwicklung der Infektionszahlen komplizierter ist, als mit einer solchen Formel zu beschreiben. Während das Robert Koch-Institut das Risiko durch COVID-19 für die Bevölkerung Ende Februar noch als »gering bis mäßig« eingestuft hatte, wurde es ab dem 17. März als »hoch« und Ende März dann als »sehr hoch« bewertet. Die Pandemie breitete sich deutschlandweit immer schneller aus, und der sprunghafte Anstieg der Infektionszahlen stellte Krankenhäuser und Gesundheitsämter vor neue Herausforderungen. Wir hatten bei uns in der Klinik bislang wenige Fälle und noch ausreichend Betten frei, aber auch wir bereiteten uns auf ein erhöhtes Aufkommen an Patienten vor und fuhren die Kapazitäten hoch. Bisher war es ruhig, und wir hofften, dass es so bliebe.

Bundesweit wurden Maßnahmen zur Aufstockung der Versorgungskapazitäten in den Krankenhäusern ergriffen, und am 22. März einigten sich Bund und Länder auf ein weitreichendes Kontaktverbot, das einen Tag später in Kraft trat. Es waren drastische, nie da gewesene Eingriffe in das öffentliche und private Leben, die Gesellschaft und Wirtschaft noch lange beschäftigen würden. Mit dem Lockdown sollte die Infektionskurve abgeflacht werden, *flatten the curve,* lautete die Devise. Dabei ging es vor allem darum, die Infektionszahlen so niedrig zu halten, dass das Gesundheitssystem nicht überlastet werden würde und jeder Patient zu jedem Zeitpunkt eine angemessene Behandlung erhielt. Ein Prinzip, das man gut nachvollziehen konnte und mir bis heute schlüssig erscheint. Als man merkte, wie schnell das Virus um sich griff und wie aggressiv es von Mensch zu Mensch zu springen schien, war klar, dass sich die meisten einmal damit infizieren würden. Auch wenn man irgendwann einen Impfstoff hätte, wäre das noch nicht das Ende der Pandemie. Die Zahlen, an denen man sich orientierte, waren über die Zeit andere, mal nahm man den R-Wert, der besagt, wie viele Menschen ein Infizierter statistisch ansteckt, mal die Neuinfektionszahlen. Die Anfangsidee aber, die Kurve niedrig zu halten, blieb dieselbe und machte auch am meisten Sinn.

Deutschland stand still. Ich hatte noch am 19. März, wenige Tage vor dem Beschluss, angeregt, dass man einen Kompass, eine Richtschnur für das weitere Vorgehen entwickeln sollte, auch wenn ich die Motivation, die zu den Lockdownmaßnahmen geführt hatte, verstand und nachvollziehen konnte. Aus medizinischer Sicht hielt ich die Vorgabe, vermehrt zu Hause zu sein, für problematisch, denn ein Mangel an Bewegung und frischer Luft schwächt das Immunsystem. Sich im Freien aufzuhalten sorgt nicht nur für eine gute Durchlüftung der Lunge, auch Sonne und UV-Strahlen sind wichtig für das Immunsystem, denn sie versetzen das Vitamin D in die aktive Form. Die Rolle von Vitamin D bei der Abwehr von SARS-CoV-2 ist bisher noch nicht geklärt, aber einiges spricht dafür, dass es einen positiven Effekt hat. Nicht nur spielt es generell eine Rolle bei der Ausbildung, Aktivierung und Steuerung unserer Immunabwehr, sondern aktiviert zudem in den Zellen Cathelicidin und Beta-Defensin, das antiviral und antimikrobiell ist. Inwieweit das gegen Coronaviren wirkt, ist jedoch noch nicht geklärt.

Eine Ausgangssperre, wie sie damals diskutiert wurde, hat aber noch andere Nebenwirkungen: Die Menschen sitzen einfach enger beieinander. Heizungsluft in Innenräumen führt zu trockenen Schleimhäuten, wodurch das Virus leichter eindringen kann, und begünstigt so Neuinfektionen. Zu einer Ausgangssperre kam es zum Glück nicht, aber eben zu einem Lockdown.

Ein Vorschlag zur Pandemiebekämpfung war das Vorgehen des *hammer and dance,* bei dem mit drastischen Eingriffen die Virusverbreitung zunächst gestoppt wird. Das verschafft der Forschung die nötige Zeit, um einen geeigneten Weg des längerfristigen Umgangs damit zu entwickeln. Darauf folgt die Tanz-Phase, in der die strikten Maßnahmen gelockert und die überlegtere Strategie zum Einsatz kommt. Das Verfahren kann durchaus funktionieren, wie man später an Ländern wie Finnland oder Norwegen sah, denen es nach einem Herunterfahren des Lebens gelang, 75 Prozent der Infektionen nachzuvollziehen. Mit der Tanz-Phase tat sich Deutschland nach dem Lockdown deutlich schwerer, was zum einen an Fehlern in der Kommunikation lag, zum anderen aber daran, dass der Hammer weniger hart zugeschlagen und die Infektionszahlen nicht auf ein Niveau heruntergedrückt hatte, von dem aus eine lückenlose Nachverfolgung von Infektionen möglich gewesen wäre.

Fest stand: Man musste das neue Virus ernst nehmen und die Schwächsten in unserer Gesellschaft schützen. Doch wichtig war auch, die Situation nicht zu übersteigern. Ich plädierte für einen Mittelweg. Meinem Eindruck nach wurde die öffentliche Diskussion über COVID-19 durch Vertreter von Extrempositionen dominiert, die den Erreger entweder verharmlosten, ja sich sogar zu Behauptungen verstiegen, das Virus existiere gar nicht und die gesamte Pandemie gehe auf eine Weltverschwörung zurück, oder aber dramatisierten und Schreckensvisionen von explodierenden Todeszahlen und einem kollabierenden Gesundheitssystem an die Wand malten. Das Wissen über SARS-CoV-2, über das wir bereits verfügten, blieb dabei manchmal auf der Strecke. Die Diskrepanz zwischen Forschungsstand und Wissen von Virologen und Epidemiologen auf der einen Seite und ungesicherten Annahmen über das Virusgeschehen, die sowohl die öffentliche Debatte als auch das politische Handeln bestimmten, auf der anderen Seite war eklatant. Es war eine Infodemie, in der jeder meinte, es besser zu wissen als die Wissenschaft. Bald gab es 80 Millionen Hobbyvirologen. Niemand konnte vorhersagen, wie sich das Infektionsgeschehen weiter entwickeln würde, aber genau deshalb fand ich es wichtig, gesicherte Informationen in den Vordergrund zu stellen und dies von der allgemeinen Verunsicherung zu trennen.

Doch das gelang nicht immer. So sorgte beispielsweise die Geschichte einer jungen Französin für große Aufregung, die Mitte März durch die Medien ging. Das Foto von Julie, einer 16-Jährigen mit lockigem dunklem Haar und einem strahlenden Lächeln, das schnell Verbreitung fand, schockierte ganz Frankreich und dann auch Deutschland. Das Mädchen aus dem Süden von Paris war an COVID-19 gestorben und damit das erste junge Todesopfer der Pandemie in Frankreich. Bald hatte jeder dieses Bild vor Augen – das Foto, das auf tragische Weise sichtbar machte, dass ein tödlicher Krankheitsverlauf selbst bei jungen Menschen vorkommen kann. Doch so schlimm Julies Geschichte auch war, so hatte sie doch nur eine geringe Aussagekraft für die Gefährlichkeit von SARS-CoV-2 für junge Menschen, die nun viele sahen. Bisherige Zahlen zeigten, dass in dieser Altersgruppe weit weniger Menschen mit einem schweren oder gar tödlichen Krankheitsverlauf zu rechnen hatten. Und auch die Tatsache, dass das Foto der jungen Französin allen im Gedächtnis blieb, zeigte, dass es eben wenige Fälle waren und wir nicht von vielen solcher Sterbefälle hörten. Doch die Macht der Bilder und bruchstückhafte Informationen ließen den Fakt, dass die Gruppe der unter 20-Jährigen gemessen an den Gesamtzahlen der COVID-19-Todesopfer kaum betroffen war, in den Hintergrund treten.

Professor Püschel, ein wortlauter Pathologe aus Hamburg, forderte, COVID-19-Tote einer Autopsie zu unterziehen, um festzustellen, woran sie wirklich verstorben waren. *Mortui vivos docent* – die Toten lehren die Lebenden, lautet ein Grundsatz in der Pathologie. Ein Weg, über den viele Erkrankungen erst richtig verstanden wurden. Doch das RKI warnte vor der Gefahr einer Infektion bei der Obduktion, sodass uns die Verstorbenen nur wenig lehren konnten. Im Nachhinein ein Fehler, denn so verpasste man die Chance, schon jetzt, am Anfang der Pandemie, mehr über die Krankheit herauszufinden und zu lernen.

Wo ist das Virus?

Unsere Vorstudie im Kreis Heinsberg hatte uns erste Hinweise auf Infektionswege, Krankheitsverläufe und eine hohe Dunkelziffer geliefert. Wir hatten den Geruchs- und Geschmacksverlust als neues Kardinalsymptom entdeckt und erstmals auch milde Verläufe beobachtet und beschrieben. Doch eine systematische Erfassung des Infektionsgeschehens hatten wir nicht vorgenommen. Und genau an solchen Daten fehlte es.

Der Landkreis besaß immer noch die höchsten Infektionszahlen in ganz Deutschland, und das Infektionsgeschehen war auf einen überschaubaren Raum begrenzt geblieben. Anders als in anderen Coronahotspots hatten kaum Menschen die Gemeinde verlassen, und zudem hatten sich die Einwohner in einem relativ kurzen Zeitraum infiziert. Das waren ideale Bedingungen, um den Versuch zu unternehmen, die SARS-CoV-2-Pandemie systematisch zu erforschen. Da sich in der Gemeinde Gangelt der erste große Coronaausbruch Deutschlands ereignet hatte, war man hier der Entwicklung im ganzen Land um zwei Wochen voraus. Mich ließ der Gedanke nicht los, dass diese Lage Chancen bot, die man nicht ungenutzt verstreichen lassen sollte. Vielleicht konnte man hier über das Infektionsgeschehen etwas lernen, das auf ganz Deutschland übertragbar war. Gangelt als Miniaturdeutschland.

Wir waren durch die betroffenen Haushalte gegangen und hatten unsere Beobachtungen beschrieben. Um fundierte Aussagen über das Virus und seine Verbreitung machen zu können, mussten wir aber eine Datenbasis schaffen: also nicht deskriptiv, sondern analytisch, systematisch vorgehen. Im Vordergrund stand dabei die Bestimmung der Dunkelziffer, also die Frage, wie viele Menschen mit SARS-CoV-2 infiziert waren und es vielleicht nicht einmal wussten. Von den Gesundheitsämtern getestet wurden in Heinsberg nur die Menschen mit Symptomen oder wenn sie Kontakt zu einem Infizierten gehabt hatten. Doch was war mit den COVID-19-Kranken, die ohne Symptome blieben oder einen so milden Verlauf hatten, dass sie gar nicht auf die Idee kamen, sich testen zu lassen? Wir hatten viele davon in Heinsberg gesehen. Es gab einige wenige Studien über asymptomatische oder symptomlose Krankheitsverläufe, die mich in der Annahme bestärkten, dass mehr Menschen infiziert waren, als wir offiziell wussten.

Am Dienstag, dem 24. März, rief mich Bundespräsident Frank-Walter Steinmeier an. Er fragte nach meiner Einschätzung der Pandemie und welche Maßnahmen ich zu ihrer Bewältigung für sinnvoll erachtete. Wichtig erschien mir, so erklärte ich ihm, ein verstärkter Austausch unter den Wissenschaftlern, die sich mit der Pandemie befassten, sowie eine Vernetzung und Zusammenführung der Informationen über SARS-CoV-2. Treffen von Virologen und Epidemiologen fanden im Moment nicht statt – abgesagt wie auch alle anderen Konferenzen. Doch gerade in Zeiten der Pandemie hielt ich es für wichtig, eine neutrale Plattform zu schaffen für einen regelmäßigen Austausch unter Experten, am besten organisiert von einer unabhängigen Institution.

Schon seit Jahresbeginn arbeiteten weltweit Wissenschaftler an verschiedenen Aspekten des neuen Coronavirus und der Pandemie, und man tauschte sich untereinander aus. Ich sprach viel mit meinen Fachkollegen aus Südkorea, Amerika und von der WHO, die ich aus meiner Zeit in Washington, D. C., und Boston, aber auch in Rio de Janeiro kannte. Wir waren bestens vernetzt und diskutierten jetzt über den neuen Erreger und die Pandemie sowie Möglichkeiten, sie zu bekämpfen. Darüber hinaus veranstaltete die WHO ein wöchentliches Meeting zum Thema, an dem ich teilnahm.

Auch wir Virologen in Nordrhein-Westfalen waren natürlich ständig im Gespräch, und zu meiner Kollegin in Frankfurt hielt ich einen ebenso guten Kontakt wie zu ein paar Hamburger Forschern. Doch von einer systematischen oder organisierten Vernetzung von Virologen und Epidemiologen waren wir weit entfernt; selbst innerhalb Deutschlands fand nur ein eingeschränkter Austausch über SARS-CoV-2 statt. Daran zeigte sich ganz deutlich, woran es der Wissenschaft mangelt: Eine Plattform für einen breiten Austausch unter Fachkollegen bieten allein Konferenzen – die nun ja alle nicht stattfinden konnten. Aber besonders eine Pandemie erfordert ein gemeinsames Vorgehen. Es wäre zu wünschen, dass eine solch außergewöhnliche Situation nicht von einzelnen Gruppen bewältigt werden muss, sondern dass man Wege findet, gemeinsam vorzugehen und neu gewonnenes Wissen zu teilen.

Das größte Hindernis dabei ist sicher die Tatsache, dass der Wissenschaftsbetrieb hochkompetitiv ist; immer geht es darum, wer als Erster etwas nachweisen kann. Wieso machte man es nicht wie beim Manhattan-Projekt in den 1940er-Jahren, als unter der Leitung des Physikers Robert Oppenheimer Wissenschaftler die Entwicklung der Nukleartechnik gemeinsam vorantrieben? Meine Vision einer modernen Wissenschaft sieht so aus, dass es nicht darauf ankommt, was man publiziert, wie man publiziert und wo man publiziert, sondern darum, was jemand herausfindet und wie er mit jemandem, der an derselben Frage arbeitet, zusammengebracht werden kann. Auf diese Weise könnten unter einer guten wissenschaftlichen Leitung weltweit Teams entstehen, die an verschiedenen Themen in einem gemeinsamen Themenkomplex forschen und sich gegenseitig unterstützen. Wann und wo jemand etwas publiziert, bei welcher Fachzeitschrift im Ranking der Journals, würde dann an Bedeutung verlieren. Doch gerade jetzt, mitten in der Coronapandemie, war das

Gegenteil zu beobachten: Es spielte eine sehr große Rolle auf dem internationalen Parkett, wer als Erster mit wissenschaftlichen Ergebnissen aufwarten konnte. Das sah man allein schon daran, dass Forscher weltweit ihre Erkenntnisse nicht auf sogenannte Preprint-Server stellten, um sie anderen Wissenschaftlern vorab zugänglich zu machen, sondern direkt an Fachjournals zur Veröffentlichung gaben.

Mittwoch, 25. März. Plötzlich ging alles ganz schnell, und die bisher vage Idee, noch einmal nach Heinsberg zu gehen und das Infektionsgeschehen systematisch zu erfassen, nahm immer weiter Gestalt an. Es kam ein Anruf des nordrhein-westfälischen Gesundheitsministers Karl-Josef Laumann. Anlass waren die immer dünner werdende Personaldecke und die knappe Ressourcenausstattung der Krankenhäuser. In diesem Gespräch erzählte ich ihm von meiner Idee, eine weitere Studie im Landkreis Heinsberg durchzuführen. Ich erklärte ihm, dass die besondere Situation dort die einmalige Chance bot, das Infektionsgeschehen wissenschaftlich zu erforschen, vor allem da Gangelt kein Ort war, aus dem die Leute raus- und in den sie reingefahren waren und an dem man nicht mehr nachvollziehen konnte, wer infiziert war und wer nicht. Wir hatten es hier mit einer Erstregion in einem Infektionsgeschehen zu tun, in der von einer hohen Durchseuchung der Bevölkerung auszugehen war. Ich plädierte dafür, unsere erste Studie auszubauen; gerade jetzt, wo die Infektionszahlen überall in Deutschland stiegen, hielt ich es für entscheidend, mehr über das Virus und die Dunkelziffer herauszufinden. Vielleicht, so die Hoffnung, konnte eine solche Untersuchung etwas dazu beitragen, das Pandemiegeschehen in ganz Deutschland besser zu verstehen und zu kontrollieren. Die Bescheinigung der Ethikkommission über die berufsrechtliche Unbedenklichkeit lag uns für die erste Studie vor und könnte nun erweitert und für eine nächste Untersuchung angepasst werden, so die Überlegung.

Gesundheitsminister Laumann war interessiert und bat mich,

einen Kurzantrag zur Weiterführung der Studie einzureichen, in dem das Vorgehen einer systematischen Erfassung dargestellt wurde. Am selben Tag noch brachte ich alle nötigen Informationen zusammen und legte dem Ministerium den Antrag vor. Später am Nachmittag rief Ministerpräsident Armin Laschet an und bestärkte mich in meinem Vorhaben. Er finde es wichtig, eine solche Studie zu machen, erklärte er. Alles ging nun sehr schnell. Nur zwei Tage später informierten wir bei einer Pressekonferenz die Öffentlichkeit über unseren Plan.

Einen Kompass finden für den Umgang mit der Pandemie

Die Pressekonferenz war spontan einberufen worden und fand in der Staatskanzlei des Landes Nordrhein-Westfalen statt. Ich wurde frühmorgens an diesem 27. März von einem Wagen des Ministeriums abgeholt und nach Düsseldorf gefahren. Zunächst gab es ein Treffen mit Landrat Stephan Pusch, Gesundheitsminister Karl-Josef Laumann und Ministerpräsident Armin Laschet sowie Mitarbeitern der Staatskanzlei, bei dem wir uns kurz über das Projekt ins Bild setzten. Dann ging es in den Raum, in dem die Pressekonferenz abgehalten werden sollte. Da die Veranstaltung unter Coronabedingungen stattfand, waren wenige Stühle im vorgeschriebenen Abstand aufgestellt und die Plätze begrenzt. Schnell zeigte sich, dass der Raum die Vielzahl an Medienvertretern mit ihren Kamerateams nicht fassen konnte, denn das Interesse war enorm.

Erst jetzt erfuhr ich, dass auch ich sprechen sollte, um unser Vorhaben zu erklären. Während die PK bereits lief, notierte ich mir etwas nervös rasch ein paar Stichpunkte auf meinem Smartphone: wem ich danken sollte, dass wir Fakten liefern, aufklären, den Menschen etwas an die Hand geben wollten. Das beschrieb in aller Kürze, was wir planten. Als ich an der Reihe war, erläuterte ich die Idee, die erste Heinsberg-Studie weiterzuführen und auszubauen. Es ging in erster Linie darum herauszufinden, wie viele Infizierte es tatsächlich gab, also die Dunkelziffer zu bestimmen. Ich erklärte, wir wollten das Infektionsgeschehen analysieren, um wissenschaftliche Daten für die Entscheidungen über Maßnahmen zur Pandemiebekämpfung bereitzustellen. Denn – schon jetzt sagte ich diese Sätze –: Wir müssen lernen, mit dem Virus zu leben. Und: Wir müssen eine Faktenbasis schaffen. SARS-CoV-2 würde sich weiter ausbreiten, wie man nun in aller Deutlichkeit sah, und ich war überzeugt davon, dass wir einen Kompass finden mussten, eine Richtschnur, wie wir mit der Pandemie umgehen könnten. Bereits in wenigen Tagen, so war unsere Planung, wollten wir Ergebnisse vorlegen.

Die Resonanz war unglaublich. Schon vor Ort, direkt nach der Pressekonferenz, gab ich zahlreiche Interviews, aber in den folgenden Tagen stieg die Zahl der Anfragen von Zeitungen, Nachrichtenmagazinen und Talkshows deutlich. Alle standen unter dem Eindruck des gerade erst verhängten Lockdowns, und schon jetzt wurden die Frage nach der Dauer der Einschränkungen und erste Ausstiegsszenarien diskutiert. Auch deshalb erhielt unser Vorhaben eine derart große mediale Aufmerksamkeit. Dass wir Informationen über SARS-CoV-2 sammeln und nach praktischen Hinweisen suchen wollten, wie man eine unkontrollierte Ausbreitung des Virus verhindern konnte, vielleicht sogar, ohne das Leben im Land auf lange Zeit lahmzulegen, weckte große Erwartungen. Und tatsächlich hatte auch ich mich schon gefragt, wieso nicht das Robert Koch-Institut längst nach Heinsberg gegangen war und die Situation untersucht hatte. Mir schien hier eine große Chance zu liegen, und mit dieser Überlegung stand ich nicht allein da. Wir wussten auch von anderen Wissenschaftlern, die ähnliche Pläne verfolgten, doch leider kam eine Zusammenarbeit nicht zustande.

Nachdem das Projekt vorgestellt war, ging es an die Ausarbeitung des Studienprotokolls. Noch am selben Tag setzte ich mich, zurück in Bonn, mit unserem Hygieniker, Immunologen und einem

Anästhesisten aus unserem Klinikum zusammen, um das Studiendesign zu besprechen. Es ging darum, wie wir die Untersuchung aufbauen, die Stichprobe gestalten und was genau wir untersuchen wollten.

Am Abend kamen wir erneut zusammen. Denn dass unser Vorhaben, in wenigen Wochen eine Studie durchzuführen, für die normalerweise ein Jahr veranschlagt wurde, eine große Herausforderung für alle darstellte, war offensichtlich. Das Land NRW hatte, basierend auf unseren ersten Überlegungen, die vorhandene Studie auszubauen, zugesagt, uns mit 65 000 Euro (netto) zu unterstützen, doch in den Gesprächen wurde klar, dass es auf eine andere und komplexere Studie hinauslief und somit die Förderung nur einen Bruchteil der tatsächlich anfallenden Kosten deckte. Schlussendlich beliefen sich die Kosten der Studie auf etwa das Vierfache des Landeszuschusses, die dann über verschiedene Hausmittel der Institute beglichen wurden. Die Landesregierung von Nordrhein-Westfalen hatte uns offiziell den Auftrag zur Umsetzung der Studie erteilt, die ich als Protokollleiter verantwortete und gemeinsam mit dem leitenden Immunologen der Universitätsklinik Gunther Hartmann, dem leitenden Hygieniker Martin Exner und dem Biostatistiker Matthias Schmid durchführte. Es waren über 80 Wissenschaftler, Ärzte, medizinisch-technische Assistenten und Medizinstudenten an der Durchführung der Studie beteiligt.

Anders als bei unserer ersten Heinsberg-Studie würden wir diesmal nicht mit einem Fragebogen von Haus zu Haus gehen, sondern mit einer repräsentativen Stichprobe in dem betroffenen Landkreis arbeiten und die zufällig ausgewählten Teilnehmer an einen Ort einladen, an dem die Tests und Befragungen vorgenommen werden würden. So viel stand bereits fest, doch die genaue Ausgestaltung des Studienprotokolls und der Umsetzung verschoben wir auf den Nachmittag des Folgetages, an dem wir erneut zusammenkommen wollten. Denn zunächst ging es nach Heinsberg. Für Samstagmorgen, den Tag nach der Pressekonferenz, war ein Treffen in der Heinsberger Kreisverwaltung anberaumt, bei dem wir unser Vorhaben vor Ort erläutern und technische Fragen klären wollten. Ohne die Unterstützung der Heinsberger Verwaltung würden wir die Studie kaum durchführen können.

Das Infektionsgeschehen im Landkreis Heinsberg – Die Erstregion

28. März, 10 Uhr, Büro des Landrats Stephan Pusch im Kreishaus Heinsberg. Vor einer kleinen Gruppe, die aus dem Landrat, seinem Stellvertreter, Verantwortlichen aus dem Heinsberger Gesundheitsamt, Pressevertretern und der IT-Abteilung der Kreisverwaltung bestand, stellten eine Hygienikerin unserer Klinik und ich die neue große Heinsberg-Studie, hausintern bald Dunkelzifferstudie genannt, vor. Mithilfe von Daten und Zahlen, die uns die Gemeinde zur Verfügung gestellt hatte, erläuterten wir, was man über den Status quo des Infektionsgeschehens in der Region wusste und wo wir ansetzen wollten. Außerdem baten wir um die Unterstützung der Kreisverwaltung und der Verantwortlichen vor Ort.

Der Landkreis Heinsberg besteht aus zehn Gemeinden, wobei die Gemeinde Gangelt ganz im Westen liegt. Mit Stand vom 27. März waren im gesamten Landkreis Heinsberg seit dem Ausbruchsgeschehen am 15. Februar 1191 Coronatests positiv ausgefallen, 423 Infizierte waren als geheilt oder genesen ausgewiesen und 31 im Zusammenhang mit COVID-19 Verstorbene zu beklagen. Dabei waren die Gemeinde Heinsberg mit bislang 335 positiv Getesteten, 124 Genesenen und 15 Toten sowie dahinter die Gemeinde Gangelt mit 333 nachweislich Infizierten, 148 Geheilten und 5 Todesfällen die am stärksten betroffenen Gebiete. In der am weitesten entfernten Gemeinde Wegberg lagen die entsprechenden Werte bei 15, 3 und 0. Zog man die Fallzahlen an Infizierten je 10 000 Einwohner heran, so führte Gangelt die Liste mit großem Abstand an. Die Zahlen beruhten auf den von den Gesundheitsämtern durchgeführten Tests, die nach den gültigen RKI-Richtlinien, also bei Symptomen und Kontakt zu einem Infizierten, arbeiteten.

Wichtig für die Einordnung der Zahlen war zudem, das Testaufkommen zu bestimmen und den positiven Testergebnissen gegenüberzustellen, also die sogenannte Positivrate zu ermitteln. Seit Anfang März war die Anzahl durchgeführter Tests im Landkreis steil nach oben gegangen, von etwa 200 am 1. März über bereits 1000 am 4. und dann 5000 am 23. des Monats. Auch das waren immer noch vergleichsweise wenige Tests. Die Kurve an positiv Getesteten stieg im selben Zeitraum kontinuierlich an – am 5. März waren von 2300 eingegangenen Meldungen 175 positiv, am 21. März unter den ca. 8400 Gemeldeten 964 bestätigte Fälle – und hatte am 23. März die 1000er-Marke erreicht. Von den 5000 Menschen, die mit Symptomen in die Gesundheitsämter kamen und sich einem Coronatest unterzogen, waren 1000 tatsächlich mit dem Virus infiziert. Jeder fünfte Getestete war also positiv – ein extrem hoher Wert, der deshalb mit heutigen Zahlen nicht vergleichbar ist, weil damals deutlich weniger Tests durchgeführt wurden. Doch die Frage nach Testaufkommen, Positivrate, falsch-positiven Tests und auch Teststrategien sollte uns vor allem später im Pandemiegeschehen noch ausführlich beschäftigen.

An den Grafiken und Übersichten war auch die Clusterbildung rund um den Infektionsherd Gangelt deutlich abzulesen, wobei sich die Rur (nicht zu verwechseln mit der Ruhr), ein Fluss, der den Landkreis von Südost nach Nordwest durchzieht, als natürliche Barriere bei der Ausbreitung von SARS-CoV-2 erwies. Die Landkreise waren erst später zusammengewachsen, und so zeigte sich im Ausbruchsgeschehen, dass zwischen den Landkreisen nördlich und südlich der Rur nicht viele Verbindungen bestanden. Der Vergleich von Anfang März bis nahe an das aktuelle Datum (21. März) zeigte deutlich, dass sich das Virus zuerst vor allem in der näheren Umgebung von Gangelt ausge-

breitet und die nördlichen und östlichen Gemeinden erst viel
später erreicht hatte. Noch Anfang des Monats, am 4./5. März,
spielte sich das gesamte Infektionsgeschehen westlich der Rur ab,
einen knappen Monat später war es in die Gemeinden auf der
anderen Flussseite hinübergewachsen. Aber selbst dann waren
die Zahlen der bestätigten Fälle in diesen entfernteren Gemeinden deutlich niedriger geblieben als in den Zentren des Infektionsgeschehens Gangelt und Heinsberg und schließlich auch der
angrenzenden Gemeinde Geilenkirchen.

Es war aufschlussreich zu sehen, wie sich das Virus ausgebrei-
tet hatte. Auch die Gesundheitsämter im Landkreis hatten schon
versucht nachzuvollziehen, wer sich wo wann infiziert und wohin
das Virus weitergetragen hatte. Doch es hatten sich immer mehr
Menschen mit Symptomen gemeldet, und so war man mit der
Nachverfolgung nicht mehr hinterhergekommen. Beispielsweise
tauchte der Fall eines infizierten Mannes aus dem Kreis Heinsberg auf, der sich mit seiner vierköpfigen Familie drei Tage im
brandenburgischen Spaßbad Tropical Island aufgehalten hatte.
Fast 100 Mitarbeiter des Freizeitbads wurden getestet; ob und
wohin sich SARS-CoV-2 von dort aus weiterverbreitet hatte, war
nur noch schwer festzustellen. Jetzt zeigte sich deutlich, dass der
Kontaktnachverfolgung und Erfassung von Infektionsketten
Grenzen gesetzt sind.

Nach diesem kurzen Überblick besprachen wir das weitere
Vorgehen. Wir wollten das Infektionsgeschehen systematisch erforschen und benötigten eine repräsentative Stichprobe, um aus-
sagekräftige Daten zu erhalten. Die Heinsberger Kreisverwaltung
sagte uns zu, die Stichprobe nach unseren Vorgaben zu ziehen
und die Teilnehmer anzuschreiben. Alle waren sehr hilfsbereit.
Auch bei der technischen Umsetzung würde man uns behilflich
sein, wie die IT-Experten versicherten.

Es herrschte eine angespannte, aber auch heitere Atmosphäre
bei diesem Arbeitstreffen. Wir saßen alle in dem kleinen Konfe-
renzraum eng beieinander – es wurde geschnieft und gehustet.
Manche der Heinsberger erklärten, sie seien negativ getestet wor-

den, aber das könne gar nicht sein, so wie sie sich fühlten. Damals wurde alles irgendwie gelassener gesehen als heute. Der Landkreis stand mittlerweile seit fast vier Wochen unter Quarantäne, und trotzdem nahm man es mit Humor.

Am Nachmittag waren wir wieder in Bonn und setzten uns mit den Mitarbeitern der Studienzentrale zusammen, um das Studiendesign weiter auszuarbeiten. Die Zusammenarbeit ging auf eine Empfehlung von Gunther Hartmann zurück, der für die Fakultät die Studienzentrale leitete. Ich war neu in Bonn und kannte die Strukturen noch nicht gut. Der Vorschlag erwies sich als enorm wichtig, da die Studienzentrale über die nötigen Erfahrungen und Kenntnisse verfügte, wie man am schnellsten eine solche Studie aufziehen konnte. Wir sprachen über die Ausgestaltung des Fragenkatalogs und die Anzahl an Probanden, die nötig wären, um die Repräsentativität der Studie sicherzustellen. Die Geschäftsführerin der Studienzentrale brachte schließlich den Vorschlag vor, das Standardprotokoll der WHO zu verwenden. Die Weltgesundheitsorganisation hatte einen Protokollentwurf für seroepidemiologische SARS-CoV-2-Studien entwickelt, die Forschern weltweit für die Durchführung von wissenschaftlichen Untersuchungen zur Verfügung stand. Der Vorteil bei der Verwendung dieses Protokolls lag in der internationalen Vergleichbarkeit der Ergebnisse, und es schien uns sinnvoll, unser Protokoll nach diesem Schema zu erstellen.

Vor allem zwei Punkte waren entscheidend bei dieser Anpassung: Der eine betraf die Zusammensetzung der Stichprobe, also wen wir befragen und untersuchen wollten. Hier lautete der Vorschlag der WHO, gesamte Haushalte einzuladen, nicht nur Einzelpersonen, wie wir zunächst angedacht hatten. Das schien uns eine sinnvolle Korrektur, denn neben unserer Hauptfragestellung, dem Bestimmen der Dunkelziffer, ging es uns auch darum festzustellen, ob es Clusterbildung in den Haushalten gab, also gehäufte Infektionen, und wir wollten die Infektionswege innerhalb einer Familie bzw. eines Haushalts nachverfolgen.

Der zweite Punkt betraf die Größe der Stichprobe. Für eine Untersuchung wie unsere Dunkelzifferstudie schrieb das WHO-Protokoll eine Stichprobe von 200 Personen vor, um repräsentativ zu sein. Da in unserem Untersuchungsgebiet, dem Kreis Heinsberg, von einer hohen Prävalenz auszugehen war, würde schon eine Stichprobe dieser Größe ein aussagekräftiges Bild liefern. Die Prävalenz beschreibt in der Epidemiologie die Häufigkeit einer Krankheit in einer festgelegten Gruppe zu einem bestimmten Zeitpunkt; sie beziffert den Anteil an Erkrankten bzw. Infizierten in dieser Gruppe. Da der Kreis Heinsberg ein von COVID-19 »besonders betroffenes Gebiet« war und wir also von einer hohen Infektionszahl in der Bevölkerung ausgehen mussten, konnte schon die Befragung einer relativ kleinen Gruppe relevante Aussagen zu einer COVID-19-Erkrankung liefern. Dennoch beschlossen wir, in diesem Punkt an unserer ursprünglichen Planung festzuhalten und deutlich mehr Menschen in die Studie hineinzunehmen, auch weil immer von einer gewissen Fehlerquote auszugehen ist. Schlussendlich kontaktierten wir 600 Haushalte und hofften auf 1000 Teilnehmer, also fünfmal so viele, wie wir nach dem Vorschlag der WHO gebraucht hätten, um fundierte Ergebnisse zu liefern.

Im Weiteren ging es um die Frage, welche Tests wir vornehmen wollten. Wir entschieden uns für den PCR-Test als Nachweis einer aktuellen Infektion und einen Antikörpertest, um festzustellen, ob jemand mit dem Virus Kontakt gehabt hatte. Zusätzlich wollten wir eine Blut- und eine Speichelprobe nehmen, um die Neutralisationsfähigkeit der Antikörper und T-Zellen zu testen. Wir diskutierten, ob wir auch genetische Analysen miteinbeziehen sollten. Denkbar war zu untersuchen, ob Gene einen Einfluss auf eine COVID-19-Erkrankung haben. Doch wir entschieden uns dagegen, auch weil die Einwilligungserklärungen dafür kompliziert gewesen wären, da sie mit einer besonderen Aufklärungspflicht verbunden sind. Genuntersuchungen werfen viele Fragen auf, denn man kann dabei auf zahlreiche Zusammenhänge, Vorerkrankungen oder genetische Dispositionen stoßen, von denen der Teilnehmer nichts wusste und die nachhaltige Konsequenzen haben können. Findet man beispielsweise Hinweise auf eine schwerwiegende Erkrankung, kann das auf vieles einen Einfluss haben, wie etwa einen Lebensversicherungsvertrag. Oder es kann sogar das gesamte Lebensumfeld umkrempeln, falls man zum Beispiel zeigt, dass die Kinder gar nicht von dem vermeintlichen Vater sind. Für den Arzt stellt sich dann die Frage, in welchem Umfang er den Patienten informieren und mit Wahrscheinlichkeiten konfrontieren sollte, deren Auswirkungen nicht absehbar sind. Und noch weitere Probleme wären nun bei der Studie mit der genetischen Abklärung verbunden gewesen. Hätte man die Daten aufbewahren sollen? Hätte man, wenn sie zur Verfügung gestanden hätten, neu entwickelte Tests anwenden und weitere Aspekte abklären sollen? Zudem wäre die Probe über die genetische Abfrage einem Menschen zuzuordnen gewesen.

Schließlich stellten wir das stark überarbeitete Studienprotokoll fertig und legten es in den Tagen darauf ein weiteres Mal der Ethikkommission zur Prüfung vor. Die »COVID-19 Case-Cluster-Study«, wie die Heinsberg-Studie hieß, umfasste schlussendlich alle Studien, die wir in Heinsberg durchführten, angefangen bei der Vorstudie, bei der wir durch die Haushalte gegangen waren, über die Erprobung des Schnelltests im Abstrichzentrum in Gangelt bis hin zur Dunkelzifferstudie, die wir nun angingen. Eine weitere Studie, die speziell die Kappensitzung in Gangelt-Langbroich analysierte und vor allem die Infektionswege untersuchte, würde die Gesamtstudie noch vervollständigen. Die Ethikkommission hatte die erste Studie genehmigt, prüfte jede Ergänzung zu unterschiedlichen Teilaspekten, die wir ihr vorlegten, und gab sie jedes Mal frei. Dabei handelte es sich um eine berufsrechtliche Beratung, in der potenzielle Bedenken ausformuliert wurden oder nicht, und nicht um ein Votum der Ethikkommission; schließlich planten wir keine klinische Studie, bei der wir ein neues Medikament testen wollten. Für solche Prüfungen sind die Vorgaben zum Schutz der Teilnehmer sehr viel strikter.

In der Jakob-Muth-Schule in Gangelt

Das Planungswochenende Ende März war vollgepackt mit Besprechungen und Vorbereitungen. Noch am Samstag, nach dem Treffen in der Heinsberger Kreisverwaltung, klärten wir mit dem Team des Landrats, wo wir unsere Studie durchführen konnten. Wir gingen von einer Anzahl von etwa 1000 Teilnehmern aus, die wir in wenigen Tagen befragen und untersuchen wollten, und brauchten eine feste Anlaufstelle. Und dieser Ort musste gewährleisten, dass man eine Art Parcours entwarf, mit Ein- und Ausgang, damit man die Menschen sozusagen hindurchschleusen und so das Ansteckungsrisiko minimieren konnte – idealerweise eine Schule. Wir wollten die Hygieneregeln genau beachten, aber so effektiv sein wie möglich. Da alle Schulen geschlossen waren, wurde man schnell fündig. Die Wahl fiel auf die Jakob-Muth-Schule, eine Förderschule mitten in Gangelt. Wir fuhren direkt dorthin und besichtigten die Räumlichkeiten. Der Hausmeister führte uns herum, und alle waren sehr freundlich und hilfsbereit. Der Ort war perfekt, und wir entschieden uns, einen Schultrakt für die Studie zu verwenden.

Montag, 30. März. Im Institut führten wir Gespräche mit Medizinstudenten aus höheren Semestern, die bei der Durchführung der Studie helfen sollten, und schlossen auch gleich Arbeitsverträge mit ihnen als studentische Hilfskräfte ab. Zunächst waren es etwa 20 Studenten, doch schon bald zeigte sich, dass wir sehr viel mehr in die Studie würden hineinnehmen müssen. Im Laufe der nächsten Tage stockten wir ihre Anzahl immer weiter auf, bis wir über 40 studentische Helfer angestellt hatten.

Die Planung sah vor, sie in verschiedene Teams zu unterteilen: Teams in der Schule waren zuständig für die Untersuchung der Teilnehmer, nahmen Blut ab und führten den Rachenabstrich durch. Andere Teams blieben in Bonn und kümmerten sich in unseren Labors um die Durchführung der Tests. Weitere Teams vor Ort in der Schule beschäftigten sich mit der Datenerfassung, nahmen die Personalien der Teilnehmer auf und füllten die Fragebögen nach ihren Angaben aus: Berufsausbildung, lag eine Schwangerschaft vor, waren sie gegen Grippe geimpft, hatten sie Vorerkrankungen, rauchten sie, oder gab es andere Risikofaktoren? Nahmen sie Medikamente ein, unter Umständen sogar solche, die im Verdacht standen, die Infektion zu verschlimmern? Und dann natürlich: Zeigten sie Symptome, hatten sie die Kappensitzung oder andere Veranstaltungen besucht? Waren sie in Krankenhäusern gewesen, und hatten sie ihr Verhalten seit dem Ausbruch der Pandemie verändert, beispielsweise mehr auf Hygiene geachtet, Masken getragen etc.? Die Erfassung aller wichtigen Daten und die Sicherstellung der richtigen Zuordnung der Fragebögen und Tests zu den einzelnen Studienteilnehmern waren enorm wichtig. Jeder im Team war ein Rädchen im Getriebe der Studie und wichtig für einen reibungslosen Ablauf und die Zuverlässigkeit der Ergebnisse.

Doch bevor es losgehen konnte, waren noch zahlreiche Aufgaben zu erledigen, an denen eine Vielzahl von Menschen beteiligt war. In Bonn wurden etwa 1000 Pakete gepackt – für jeden Studienteilnehmer eins. Darin waren: Abstrichröhren, Abstrichtupfer, Röhrchen für Blut, Röhrchen für Speichel, die Einverständniserklärung, die jeder unterschreiben musste, der Fragebogen. All das wie die gesamte Schutzkleidung für uns alle musste zudem in die Schule transportiert werden.

Auch über die Details der Stichprobe sprachen wir am Montag noch mit Landrat Stephan Pusch. Die Stichprobe musste die lokale Bevölkerung in Alter, Geschlecht und anderen Faktoren repräsentieren. In einem weiteren Schritt sollte den danach ausgewählten Teilnehmern ein Einladungsschreiben der Kreisverwaltung mit der Bitte zugestellt werden, sich zu einem bestimmten Zeitpunkt in der Jakob-Muth-Schule einzufinden. Schließlich drehten wir noch gemeinsam mit Landrat Pusch ein Video für Facebook, in dem wir die Bevölkerung zur Teilnahme aufriefen.

Es war eine unglaublich hektische Zeit und eine enorme Anstrengung, so schnell ein derart großes Vorhaben umzusetzen. Allein die Logistik war eine riesige Herausforderung: Computer mussten in die Schule geschafft, die gesamte IT installiert, Internetverbindungen aufgebaut und die verschiedenen Arbeitsplätze eingerichtet werden. Was uns die IT vor Ort nicht zur Verfügung stellte, musste in Bonn besorgt und nach Gangelt transportiert werden, zusammen mit der Ausrüstung und den Paketen für die Studienteilnehmer. Zahllose Fragen waren zu klären wie der Transport oder die Verpflegung der Studenten. Wir holten Angebote von verschiedenen Autovermietern ein, fanden eine Tankstelle, die sich darauf einließ, dass ich jeden Abend vorbeikam und die Tankrechnung für alle unsere Autos beglich. Schließlich mussten die Studenten jeden Tag nach Gangelt und wieder nach Bonn zurückfahren, immerhin pro Strecke eineinhalb Stunden. Für die Versorgung der Studenten organisierten wir Kantinenessen aus dem Krankenhaus – alles, auch Kaffee und Wasser, musste ja irgendwie beschafft werden.

Dienstag, 31. März. Wir trafen uns bei Landrat Pusch im Büro, tranken einen Kaffee zusammen und gingen dann hinüber zu einer Pressekonferenz, die für 10 Uhr in der Kreisverwaltung Heinsberg anberaumt war, die sie auch einberufen hatte. Zahlreiche Journalisten und Fernsehteams waren im Raum. Ich erklärte noch einmal die Einzigartigkeit der Chance, das Virus zu erforschen, die sich hier bot, da wir es mit einem der größten bekannten Hotspots, dem »deutschen Wuhan«, wie man den Kreis Heinsberg mittlerweile nannte, zu tun hatten. Die Diskussion werde im Moment bestimmt von Modellrechnungen, fuhr ich fort, die auf Annahmen beruhten, die niemand getestet habe. Stelle sich nur eine dieser Annahmen als falsch heraus, könne das gesamte Modell wie ein Kartenhaus in sich zusammenfallen. Zwar war es gut, überhaupt eine Linie in der Pandemiebekämpfung zu haben, wie derzeit den Blick auf die Verdopplungszeit der Infektionen, aber alle Prognosen und Berechnungen beruhten auf Wahrscheinlichkeiten. Die Faktenbasis war dünn. Da man davon ausgehen konnte, dass sich die COVID-19-Patienten im Kreis Heinsberg alle etwa zeitgleich infiziert hatten und derzeit ein Rückgang an Neuinfektionen zu beobachten war, konnte man hier gut untersuchen, wer das Virus gehabt hatte. Damit bot sich die einmalige Chance, die Dunkelziffer genauer zu bestimmen – und somit auch präzisere Aussagen über die Sterblichkeitsrate von COVID-19 zu treffen.

Auch auf dieser Pressekonferenz war die Hoffnung zu spüren, dass wir mit unserer Studie Wege aus dem Lockdown aufzeigen könnten, und nach der Veranstaltung erreichten mich erneut unzählige Interviewanfragen. Gleich nach der PK wurde ich zur Sendung von Markus Lanz nach Hamburg abgeholt, einer von unzähligen Fernsehauftritten in dieser Zeit. Im Auto gab ich der *FAZ* ein Interview, in dem ich den Satz wiederholte, der bei vielen im Gedächtnis blieb: Wir müssen eine Faktenbasis schaffen.

Inzwischen hatten ein paar der Studenten die verschiedenen Stationen in der Jakob-Muth-Schule aufgebaut. Gleich beim Eingang gab es einen Raum zur Erfassung der Teilnehmer, wo der Fragebogen ausgefüllt und die Einverständniserklärung unterschrieben wurde. Daran schlossen sich vier Untersuchungsräume an sowie ein Aufenthaltsraum für uns und die Studenten, in dem wir uns auch umziehen konnten. Dann kam ein Raum für die Dateneingabe, den ich zunächst als Büro nutzte, bevor man mich in ein anderes Klassenzimmer im ersten Stock verbannte.

Überall herrschten strikte Hygienevorgaben, auf deren Einhaltung akribisch geachtet wurde. Um eine reibungslose Abwicklung sicherzustellen und unnötige Begegnungen zu vermeiden, hatte der Landkreis eine Securityfirma engagiert, die aufpasste, dass niemand ungewollt Zutritt erlangte. Da wir im Laufe der Studie immer mehr Studenten engagierten, weil es sonst einfach nicht zu schaffen war, belegten wir am Schluss die gesamte Schule.

Noch am Dienstag, zurück in Bonn, fand ein erneutes Treffen mit der Studienabteilung statt, bei dem wir mit den Biostatistikern, die die Aufbereitung und Auswertung der Daten übernehmen würden, das weitere Vorgehen abstimmten. Es ging vor allem um die Frage, wann mit ersten Ergebnissen zu rechnen war. Am 1. April sollte die Datenerhebung in Gangelt starten, und wir hatten geplant, innerhalb von fünf Tagen alle Teilnehmer zu befragen, sodass am Montag, dem 6. April, dieser Teil der Studie abgeschlossen sein würde.

Die Statistiker stellten erste Aussagen für nach Ostern in Aussicht und nannten den 17. April als Termin. Das jedoch fanden wir viel zu spät. Die Frage war, was wir versprochen hatten. Ich hatte auf der PK gesagt, dass wir erste Ergebnisse vor Ostern liefern wollten. Das war zwar vage, aber vor Ostern gab es nur noch wenige Tage. Karfreitag wäre unangebracht gewesen, Ostersamstag wäre niemand gekommen. Der Mittwoch war viel zu früh. Daher blieb der Gründonnerstag, so die Überlegung. Auch die Aussage, erste Ergebnisse zu liefern, war vage. Man konnte immerhin zeigen, wie viele Teilnehmerdaten schon ausgewertet oder wie viele Abstriche gemacht worden waren. Das waren zwar schon Ergebnisse, aber bis spätestens Gründonnerstag, also den 9. April, wollten wir ein Zwischenergebnis präsentieren können, das aussagekräftig war. Und so einigten wir uns darauf, dass die Statistiker versuchen würden, zumindest für die Hälfte der Daten, also für etwa 500 Studienteilnehmer, bis dahin eine Auswertung vorzulegen.

Fünf Tage und Tausende von Proben

1. April. Vor Ort in der Jakob-Muth-Schule versammelten sich alle Mitwirkenden in einer Halle, und wir erklärten ihnen noch einmal den genauen Ablauf. Die Studenten mussten für ihre jeweiligen Aufgaben geschult werden. Um sicherzustellen, dass sich bei der Dateneingabe keine Fehler einschlichen, führten wir das Vier-Augen-Prinzip ein, das heißt, dass immer zwei Studen-

ten parallel dieselben Daten erfassten. Auch darin, wie sie sich selbst vor einer Infektion schützen konnten, wurden die Studenten trainiert. Das war wichtig. Sie erhielten Schutzkleidung, und unsere Hygieniker gaben Verhaltensmaßregeln aus, damit eine Ansteckung vermieden wurde. Vor und nach der Studie wurden alle Mitwirkenden zudem getestet. Insgesamt gilt: Keiner, der bei den Studien dabei war, hat sich infiziert.

Die Gruppe war noch größer geworden. Durch einen Anruf des medizinischen Dienstes der Krankenkasse Nordheim erhielten wir unerwartet Unterstützung. Dessen Leiter bot an, dass seine Mitarbeiter helfen könnten, darunter auch ein Kinderarzt. Wenn Eltern nicht wollten, dass ihren Kindern Blut abgenommen wurde, wirkte er überzeugend und beruhigend, auch wenn wir am Ende weniger Kinder untersuchen und in die Studie aufnehmen konnten als vorgesehen.

Erste Probleme tauchten auf: Es fehlte an Computern und Scannern zur Erfassung der Proben; jedes Röhrchen mit einer Blut- oder Speichelprobe musste schließlich mit einem Strichcode versehen und dieser eingescannt werden, damit er mit den anderen Daten des Probanden zusammengeführt und abgespeichert werden konnte. Schon jetzt bekamen wir die Unterstützung der Gangelter zu spüren, die uns auch in den folgenden Tagen begleiten würde. Man erlaubte uns, die örtliche Bibliothek zu »plündern«, und so funktionierten wir kurzerhand die Scanner, die normalerweise in der Ausleihe zum Erfassen der Bücher verwendet wurden, zu Probenscannern um. Auch die bibliothekseigenen Computer durften wir nutzen, denn auch bei der IT hatten sich Lücken aufgetan. Und die Hilfsbereitschaft ging weiter. In den Tagen, die wir in der Schule verbrachten, kamen immer wieder Leute vorbei, die uns Kuchen brachten. Eine Tankstelle spendierte Donuts, und schließlich schickte uns die Firma Haribo eine große Lieferung mit Süßigkeiten.

Zunächst war es schleppend losgegangen, denn es kamen weniger Studienteilnehmer als gehofft. Schnell stellte sich heraus, dass die Termine in den Einladungen doch sehr kurzfristig anberaumt waren und die Schreiben manche Personen einfach zu spät erreicht hatten. Wir telefonierten mit den entsprechenden Gangeltern und verabredeten neue Termine, sodass wir einen Großteil der bislang nicht erfolgten Teilnahme über Nacheinladungen abfangen konnten.

In den folgenden Tagen kamen dann so viele Menschen, dass wir immer weiter ausbauen mussten. Wir brauchten mehr und mehr Computer, immer neue Räume. Es war schon überraschend, wie viele bereit waren, an der Studie teilzunehmen. Kontaktiert hatte man zunächst 600 Personen mit unterschiedlichen Nachnamen, von denen 407 geantwortet hatten. Sie wurden gebeten, alle Mitglieder ihres Haushalts mitzubringen. Daraus ergab sich eine Teilnehmerzahl von 1009 Personen. 2 Kinder machten nicht mit, sodass schließlich 1007 Personen untersucht und befragt wurden, 987 in der Jakob-Muth-Schule, 20 besuchten wir bei sich zu Hause. Wie bei solchen Studien üblich, fielen einige Teilnehmer aus verschiedenen Gründen aus der Erhebung heraus, sodass wir schlussendlich 919 Probanden aus 405 Haushalten in unsere Analyse hineinnehmen konnten.

Die Erhebung hatte am Mittwochnachmittag begonnen und ging am Montagnachmittag zu Ende. In den fünf Tagen vom 1. bis zum 6. April hatten wir alle 1007 Personen untersucht und erfasst und mehrere Tausend Blut- und Speichelproben genommen und analysiert – eine Aufgabe, die uns alle an die Grenzen der Belastbarkeit brachte. Da immer ein Arzt Aufsicht führen musste, hatten die Hygienikerin und ich uns zunächst abgewechselt. Am zweiten Tag hatte ich wie immer noch lange gearbeitet und war erst weit nach Mitternacht ins Bett gekommen. Da erreichte mich am nächsten Morgen plötzlich in aller Frühe ein aufgeregter Anruf aus Gangelt: Die Hygienikerin sei nicht aufgetaucht und man brauche dringend einen Arzt, um anfangen zu können. Also fuhr ich, so schnell es ging, hin und übernahm die Aufsicht. Wie sich später herausstellte, war die Hygienikerin krank geworden und fiel für die nächsten Tage aus. So blieb ich länger und war also fast nonstop in Gangelt – eine anstrengende Zeit.

Hinzu kam das Medieninteresse, das weiter anhielt. Während ich tagsüber in der Jakob-Muth-Schule war und mitanpackte, gab ich abends oft noch Interviews oder war Gast in Talkrunden, selbst wenn ich dafür lange Autofahrten unternehmen musste. Parallel bestückte ich den Podcast und versuchte auch auf meinen Social-Media-Kanälen, von unseren Erfahrungen hier zu berichten. Auch noch die vielen E-Mails zu beantworten, die mich täglich erreichten, schaffte ich schon lange nicht mehr. 37 411 waren ungelesen.

Forschung live

In diese hektische Zeit fiel meine Zusammenarbeit mit der PR-Agentur Storymachine, die mir später viel Kritik einbringen sollte. Michael Mronz, einer der Gründer der Agentur, hatte mich irgendwann im März angerufen und gefragt, ob er mich mit Storymachine irgendwie unterstützen könnte. Wir hatten uns 2015 bei einer privaten Feier kennengelernt und angefreundet. Immer mal wieder telefonierten wir, und ich fragte ihn nach Tipps zum Umgang mit Social-Media-Kanälen, denn ich wusste nicht, wie ich Twitter und Co. sinnvoll nutzen könnte, um meine Forschung zu kommunizieren und auf Medienanfragen zu reagieren. Ich fühlte mich in dieser Social-Media-Bubble irgendwie verloren. Er hörte sich alles an, gab hier und da einen Tipp, aber ich wusste nicht recht, wie ich es konkret umsetzen sollte, ganz zu schweigen davon, dass ich keine Zeit fand, mich mal länger damit auseinanderzusetzen. Kurz vor seinem Anruf im März hatte ich selbst bereits einen entfernten Bekannten kontaktiert, der sich auch mit Social Media auskennt, und gefragt, ob er mir Tipps geben könnte. Er wollte darüber nachdenken, aber wir wurden nicht konkreter.

Nach der Pressekonferenz in der Staatskanzlei hatten sich viele

Fernsehteams gemeldet, die uns nach Gangelt begleiten und den Menschen zeigen wollten, was wir da eigentlich machten. Auch die Kreisverwaltung erreichten Medienanfragen, und so drehten wir gleich zu Beginn der Studie einen Stockfilm über unsere Arbeit vor Ort, den die Kreisverwaltung Heinsberg organisiert hatte und der Presse zur Verfügung stellte. Wir entschieden uns für dieses Vorgehen, da wir zum einen den Medien Material geben wollten, mit dem sie unsere Arbeit zeigen konnten, und zum anderen explizit keine Fernsehteams vor Ort haben wollten. Der Film zeigte uns in der Jakob-Muth-Schule bei der Datenerhebung, wie wir in den Klassenzimmern saßen, mit den Teilnehmern sprachen und Blut abnahmen; mehrfach wurde der Filmausschnitt gezeigt, in dem ich bei Landrat Stephan Pusch einen Rachenabstrich vornehme. Ein Rachenabstrich, der seitdem immer wieder gern im Fernsehen als Bildmaterial verwendet wird.

Das Bedürfnis der Öffentlichkeit, möglichst nah an den Geschehnissen zu sein und direkt zu erfahren, was wir Neues über das Virus herausfanden, war nachvollziehbar. Der Lockdown hatte weitreichende Konsequenzen für das Leben der Menschen, und viele sorgten sich um ihre Gesundheit, die Familie und wie alles weitergehen könnte. Von der Studie erwarteten sie sich Ansätze für einen neuen Umgang mit der Pandemie.

Am Mittwochmorgen, dem 1. April – ich war schon im Aufbruch nach Gangelt begriffen –, hatte ich noch eine Zoomkonferenz mit den Leuten von Storymachine, in der sie mir erklärten, wie sie arbeiten, was sie sonst so machen und wie sie uns unterstützen könnten, denn sie fanden die Studie gut. Es ging um einen Facebook- und Twitterkanal, den sie mit Interviews und Bildern aus Heinsberg, die ihre Kameraleute einfangen würden, bestücken könnten. Wir sprachen über die Farben eines solchen Auftritts, den Titel, ein Logo. Ich war sensibilisiert für die Wahrnehmung der Farbe Gelb, denn sie diente häufig zur Stigmatisierung von Chinesen gerade auch in der Coronapandemie, für die viele sie verantwortlich machten, und wollte sie unbedingt vermeiden. Storymachine bot mir diese Hilfe kostenlos an. Ich sagte, ich sei

grundsätzlich interessiert, wolle mich aber noch mit der Presse-
abteilung der Universität besprechen.

Ich rief dort an. In der Pressestelle herrschte Hektik. Auf dem
Universitätsgelände war eine Fliegerbombe aus dem Zweiten
Weltkrieg entdeckt worden, und alle waren damit beschäftigt, die
Evakuierung der Klinik vorzubereiten. Man sagte mir kurz, dass
man keine Einwände gegen eine solche Zusammenarbeit habe.
Danach holte ich mir das Okay vom ärztlichen Direktor. Dass es
keine schriftliche Vereinbarung über die Kooperation gibt, sondern ausschließlich mündliche Zusagen in Zoomcalls, ist kenn-
zeichnend für diese hektische Zeit. Die Studie war ja schon angelaufen, und ich war jeden Tag unterwegs.

Erst am 6. April, als die Studie schon fast zu Ende war, kamen
dann ein Fotograf, ein Kameramann und ein Redakteur von Storymachine nach Gangelt, drehten in der Schule, interviewten
mich, die Hygienikerin, auch Studenten und einige Studienteilnehmer, produzierten Videos und stellten sie online. Das »Heins-
berg-Protokoll« erzählte auf einem eigenen Facebook- und Twitterkanal von unserer Forschung live vor Ort und versuchte,
den Menschen zu zeigen, wie so eine Studie gemacht wird. Es
ging darum, Wissenschaft anschaulich darzustellen, greifbar zu
machen.

Derweil berichtete ich in zahlreichen Interviews von unseren
Erfahrungen in Heinsberg, denn das Interesse war riesig. Am
6. April sendete RTL eine zweieinhalbstündige Spezialsendung
zum Thema und lud auch mich ins Studio ein. Ich war direkt aus
Gangelt dorthin gefahren, hatte mich noch in der Schule umgezogen, und als ich dann da bei Nazan Eckes und Peter Kloeppel
zwischen dem Livestream von Minister Spahn und Anwesenden
wie Ministerpräsident Laschet oder Eckart von Hirschhausen
saß, hatte ich den Eindruck, aus einer völlig anderen Welt zu
kommen und hier fehl am Platz zu sein.

Kaum jemand war zu dieser Zeit einem COVID-19-Patienten
persönlich begegnet oder kannte Fälle in seiner Umgebung, für

die meisten war das Virus weit weg. Alle redeten theoretisch darüber. Das war bei mir anders. Ich kam nicht nur gerade aus einem
besonders von Corona betroffenen Gebiet und hatte seit Wochen
zahlreiche Infizierte getroffen und untersucht, auch in meinem
persönlichen Umfeld gab es zwei positive Fälle. Beide Verwand-
ten hatten sich bei ihrem Hausarzt infiziert, der in Ischgl gewesen
war, beide gehörten einer Risikogruppe an, waren nicht mehr die
Jüngsten, und einer von ihnen hatte vier Bypässe. Zwei davon
waren bereits verschlossen, und das Jahr 2019 war von der Sorge
bestimmt gewesen, wie gut die anderen Bypässe halten würden.
Das war vor der Pandemie gewesen. Jetzt hatte auch dieser Ver-
wandte Corona. Jeden Morgen in jenen Tagen, wenn ich nach
Gangelt fuhr, und jeden Abend, wenn ich nach Bonn zurück-
kehrte, rief ich bei den beiden an und fragte nach, wie es ihnen
ging. Ich machte mir erhebliche Sorgen. Beide klagten über Ge-
ruchs- und Geschmacksverlust, und der Mann litt unter einer
starken Halsentzündung, die sich einfach nicht besserte. Ich
wusste von italienischen Kollegen, dass bei COVID-19 sogenannte lingernde Krankheitsverläufe auftreten können, bei denen
auf einen recht milden Verlauf ein plötzlicher Absturz in einen
schweren Verlauf erfolgt. Das war meine große Angst. Glück-
licherweise kam es nicht dazu, und beide erholten sich Wochen
später wieder vollständig.

Nach Lösungen suchen

Während unserer Zeit in Heinsberg fand am 3. April die konstitu-
ierende Sitzung eines Expertenrats statt, den die Landesregierung Nordrhein-Westfalen einberufen hatte und dem auch ich
angehörte. Dieses Gremium setzt sich aus zwölf Fachleuten zusammen, die aus der Medizin, der Psychologie, den Rechtswis-
senschaften, der Wirtschaft, der Soziologie und sozialen Diens-
ten kommen und deren Wissen hier gebündelt werden sollte, um

einen ganzheitlichen Ansatz im Umgang mit der Pandemie zu entwickeln. Es war der erste Expertenrat dieser Art in Deutschland, und er hatte sich hohe Ziele gesetzt. Es ging um die Auswirkungen der Pandemie auf Wirtschaft und Gesellschaft, aber auch den Einzelnen, denn dass viele Menschen nicht nur körperlich, sondern auch psychisch unter dem Virus und der gesamten Situation litten, zeigte sich schon jetzt. Auch die sozialen und konkreten wirtschaftlichen Folgen des Lockdowns wurden besprochen und rechtliche Fragen erörtert. Neben der Analyse der aktuellen Situation sprachen wir über Perspektiven, die die verschiedenen Seiten einbezogen. Die Experten der unterschiedlichen Disziplinen und gesellschaftlicher Bereiche schilderten ihre Sicht der Pandemie, und ich versuchte, eine Einschätzung aus dem medizinischen und virologischen Blickwinkel beizutragen. Ziel des »Expertenrats Corona« ist es, die Situation bei regelmäßigen Konferenzen immer wieder neu zu bewerten und Handlungsempfehlungen zu formulieren.

Beim ersten Treffen an jenem 3. April kamen wir in einer Videokonferenz zusammen, und ich wurde aus der Schule in Gangelt zugeschaltet. In Schutzausrüstung und mit FFP3-Maske kam ich sozusagen direkt aus dem Geschehen. Man fragte mich nach unseren Erfahrungen mit dem Virus in Heinsberg und wollte wissen, ob wir schon etwas über Ansteckungsrisiken und Übertragungswege sagen könnten. Zu diesem Zeitpunkt zählten wir zu den ganz wenigen, die SARS-CoV-2 schon kennengelernt und nicht nur im Labor erforscht hatten – und man erhoffte sich in der Expertenrunde eine erste Einschätzung des Infektionsgeschehens.

Ich fand es zu diesem Zeitpunkt schwierig, an einer theoretischen Diskussion teilzunehmen, denn wir waren dabei, vor Ort nach praktischen Lösungen zu suchen. Meine Sichtweise war geprägt von den Erlebnissen der vergangenen Tage, und ich hatte das Gefühl, weit weg zu sein von übergeordneten Analysen. Ich stand ganz unter dem Eindruck unserer Arbeit in Gangelt. Die Erwartung, dass unsere Studie Ergebnisse lieferte, mit denen alle arbeiten konnten, war groß. Ich war unter Druck, ohne Frage, aber ich empfand es als einen positiven Druck. Es galt, Lösungen zu finden, und dazu konnten wir etwas beitragen. Das war meine Hoffnung und der Antrieb dafür gewesen, noch einmal nach Heinsberg zu gehen.

Aktiv nach Lösungen zu suchen entspricht meiner Lebenseinstellung und Arbeitsauffassung. Ich bin immer dafür, nach Auswegen zu suchen, und das ganz konkret für jede Einzelsituation. Der Satz »Das darf man nicht, das kann man nicht« ist mir fremd. Meine Herangehensweise lautet vielmehr: Man muss darüber nachdenken, wie man aus einer schwierigen Lage herausfindet. Nichtstun macht mich depressiv. Dass ich immer bereit bin, nach pragmatischen Lösungen zu suchen, ist wahrscheinlich auch der Grund dafür, dass mich bis heute zahlreiche Anfragen von Schaustellern, Weihnachtsmärkten, öffentlichen Verkehrsbetrieben und vielen anderen erreichen, die durch die Coronapandemie vor schwierige Herausforderungen gestellt werden.

Wie macht man eine Studie?

Gegen 14 Uhr am Montag, dem 6. April, hatten wir den letzten Teilnehmer unserer Hauptstudie erfasst, und um 15 Uhr kam schon die Frage, ob wir am Donnerstag, also nur drei Tage später, nun tatsächlich erste Ergebnisse vorstellen könnten. Die Staatskanzlei in Düsseldorf wollte eine Pressekonferenz abhalten – und das so schnell wie möglich. Doch am Montag fehlten noch die Ergebnisse der PCR-Tests und der Blutproben, ohne die keine Aussagen zu machen waren. Die übrigen Daten waren eingegeben, und sobald die Resultate der PCR- und Antikörpertests vorlägen, würde das Institut für Biostatistik die Daten zusammenfassen und die Auswertung vornehmen. Mit diesem Teil der Untersuchung hatten wir nichts zu tun, die Aufgabe der Auswertung oblag einzig und allein den Biostatistikern der Universität. Darauf hatte ich keinen Zugriff und somit auch keinen Einfluss.

Ich versprach der Staatskanzlei, bis Mittwoch Bescheid zu geben, ob wir am Donnerstag schon erste Resultate präsentieren könnten; voreilig Schlüsse zu ziehen, die im Nachhinein revidiert werden müssten, wollten wir vermeiden.

Dienstag, 7. April, 11 Uhr. In einer Videokonferenz stellten wir die Methodik unserer Studie der Presse vor. Wir hatten extra zu einer gesonderten Informationsveranstaltung allein zu unserer Vorgehensweise eingeladen, damit die Öffentlichkeit unsere Studienergebnisse nachvollziehen und einordnen konnte. Wieder ging es darum, Wissenschaft verständlich zu machen und unsere Forschung zu erklären. Über 60 Medienvertreter waren der Einladung gefolgt, und wir schalteten uns in einer großen Zoomkonferenz zusammen.

Es gab viele, zum Teil sehr spezielle Fragen zu unserem Studiendesign, der Stichprobe und den Verfahren, mit denen wir arbeiteten. Im Mittelpunkt unserer Erläuterungen stand die Darstellung der Stichprobe, Alters- und Geschlechtsverteilung, sowie die Präsentation des Antikörpertests, den wir verwendet hatten. Ich erklärte kurz das WHO-Protokoll für SARS-CoV-2-Studien, an das wir uns gehalten hatten – wir waren zu diesem Zeitpunkt weltweit die ersten Wissenschaftler, die Ergebnisse mit dem neu entwickelten Studienprotokoll präsentieren würden.

Für die Testung auf eine SARS-CoV-2-Infektion hatten wir uns neben dem üblichen PCR-Test für den Antikörpertest der Lübecker Firma Euroimmun entschieden, der mit dem ELISA-Verfahren arbeitete. Dieser Test verfügte zu der Zeit über eine besonders hohe Spezifität, also Zuverlässigkeit. Euroimmun hatte den Antikörper entwickelt und ihn einer Überprüfung mit 1600 Blutproben unterzogen. Dabei hatte der Test nach Angaben des Unternehmens eine Spezifität von 99,4 Prozent gezeigt, das heißt, er hatte 99,4 Prozent aller Infektionen nachgewiesen – ein sehr hoher Wert, der für unsere Entscheidung ausschlaggebend gewesen war.

Die Spezifität eines Tests beschreibt, wie viele der positiv Getesteten tatsächlich positiv, also infiziert, sind. Gesetzt den Fall, man testet 100 Personen auf SARS-CoV-2 und erhält kein einziges positives Testergebnis und keine dieser 100 Personen ist tatsächlich mit dem Virus infiziert, dann beträgt die Spezifität des Tests 100 Prozent; er verfügt über eine 100-prozentige Treffsicherheit. Befindet sich unter diesen 100 Personen jedoch 1 Person, die positiv ist und somit falsch-negativ getestet wurde, verfügt der Test über eine Spezifität von 99 Prozent.

Zuvor hatte eine holländische Gruppe eine Betaversion des Antikörpertests überprüft und war zu einer Spezifität von 83,5 bis 97,5 Prozent gekommen. Wir aber arbeiteten mit der Weiterentwicklung des Tests, deren Spezifität mit 99,4 Prozent angegeben wurde. Zur Kontrolle hatten wir ihn im Vorfeld selbst noch einer Prüfung unterzogen. Dabei hatten wir Plasmaproben aus den Jahren vor dem Ausbruch der SARS-CoV-2-Pandemie herangezogen, die also negativ sein mussten. Wie erwartet waren die Proben dann auch alle negativ bis auf eine. Wir testeten auch Seren von Patienten, die nachgewiesenermaßen eine Infektion mit einem endemischen Conoravirus hatten, aber auch hier konnten wir kein SARS-CoV-2 nachweisen, was zeigte, dass der Test eine sehr hohe Spezifität und nicht durch Kreuzreaktion eine hohe Rate falsch-positiver Ergebnisse hatte.

Wie wichtig die Spezifität eines Tests für die Aussagekraft von Studienresultaten ist, hängt auch von der Durchseuchung des Untersuchungsgebiets ab, der Prävalenz. Zog man die offiziellen Infiziertenzahlen heran, war in Gangelt von einer etwa 3-prozentigen Prävalenz von Positivität auszugehen, also dass 3 von 100 Personen positiv, sprich infiziert, sein müssten. Dieser relativ hohe Wert lag darin begründet, dass sich hier ein großes Ausbruchsgeschehen mit vielen Infizierten ereignet hatte und man davon ausgehen konnte, dass jetzt, einige Wochen später, viele Menschen SARS-CoV-2-Antikörper gebildet hatten. Führt man in einem solchen Hochprävalenzgebiet einen Antikörpertest durch, spielt es nur eine geringe Rolle, ob die Spezifität des Tests bei der Frage, ob jemand falsch-positiv oder richtig-positiv ist, bei 99 Prozent oder leicht darunter liegt. Anders verhält es sich in einem Niedrigprävalenzgebiet, wenn also davon auszugehen ist, dass weniger als 1 von 100 Personen infiziert ist. Bei einer solchen niedrigen Prävalenz stellt sich bei jedem Test die Frage, ob er falsch-positiv oder richtig-positiv ist.

Wichtig für die Bewertung unserer Studienergebnisse war es also festzuhalten, dass wir mit einem Test mit einer sehr großen Zuverlässigkeit (Spezifität von mindestens 99 Prozent) in einem Gebiet mit einer hohen Infektionsrate (3 Prozent Prävalenz) arbeiteten. Hätten wir die Betaversion des Tests mit seiner niedrigeren Spezifität verwendet, wäre davon auszugehen gewesen, dass 4 von 100 Testergebnissen falsch-positiv gewesen wären. Doch den hatten wir nicht verwendet. Zu der Zeit waren wir immer noch die Einzigen, die überhaupt solche Antikörpertests in der Breite verwendeten.

Dann erläuterten wir den Pressevertretern, warum es wichtig war, alle drei Tests durchzuführen: den ELISA-, den Neutralisations- und den PCR-Test. Wir erklärten, dass man mit dem Antikörpertest das Blut daraufhin untersucht, ob jemand bereits mit SARS-CoV-2 infiziert war, also Antikörper gegen das Virus gebildet hat, und dass der PCR-Test genetisches Material des Virus in einer Abstrichprobe nachweist. Wir hatten bei allen Studienteilnehmern einen Rachenabstrich vorgenommen und ihn dem PCR-Test unterzogen. Auch die Einschränkungen in der Interpretation einer solchen PCR-Analyse erwähnten wir: den Umstand, dass sie eine Momentaufnahme darstellt. Aus diesem Grund sprechen wir in unseren ärztlichen Befunden auch immer davon, dass der Abstrich negativ ist, und nicht, dass die Person negativ ist. Es kann nämlich sein, dass der Test ein paar Stunden später schon positiv ausfallen würde, wenn das Virus sich genügend vermehrt hat, dass es jetzt nachweisbar wird. Der Vorteil eines PCR-Tests liegt darin, dass er eine Infektion schon in einem sehr frühen Stadium nachweisen kann. Dann nämlich, wenn die Viruslast ansteigt. Der Antikörpertest wiederum bildet eine Infektion erst gegen Ende der Erkrankung ab, denn erst nach dem Peak, dem Breakpoint, an dem die Viruslast am höchsten ist, nimmt die Virusmenge wieder ab, und die Antikörper kommen hoch. Ein Antikörpertest ist somit im späteren Krankheitsverlauf sinnvoll.

Der PCR-Test war also zum Nachweis der Infektion im frühen, der Antikörpertest für den Nachweis einer durchgemachten Infektion geeignet. Mit den zur Verfügung stehenden Tests konnte man Infektionen somit nur entweder sozusagen live definieren, indem man die RNA des Virus nachwies, oder im Nachhinein feststellen, indem man auf Antikörper zurückgriff, die sich als Immunantwort im Blut eines COVID-19-Patienten zeigten. Das Immunsystem war da wie ein Spiegel, denn es lieferte einen guten Hinweis dafür, dass eine Infektion mit SARS-CoV-2 stattgefunden hatte.

Die Ergebnisse des Antikörpertests bestätigten wir zudem noch mit einem Neutralisationstest. Hierbei wird das Serum des Patienten mit dem Virus direkt in Kontakt gebracht. Wir beobachten dann, ob das Virus im Wachstum gehemmt wird, das Immunsystem also effektiv das Virus blockt. Man kann zwar Immunantworten ausbilden, die das Virus nicht im Wachstum hemmen, dieser Test gibt aber gute Hinweise beispielsweise darauf, ob die gemessenen Antikörper auch wirklich spezifisch sind. Da wir es bei der Gemeinde Gangelt mit einem Hochprävalenzgebiet zu tun hatten, war von zuverlässigen Ergebnissen auszugehen, die 1-prozentige Fehlerquote wurde rechnerisch korrigiert.

Nicht zur Verfügung stand zu dieser Zeit ein Antigentest, mit dem man die Möglichkeit hat, nicht nur das genetische Material oder Antikörper gegen das Virus nachzuweisen, sondern Proteine des Virus. Diese Tests führen schnell zum Ergebnis, aber sind im Vergleich zur PCR weniger sensitiv, übersehen also gerne auch mal eine Infektion oder können ein falsch-positives Signal geben. Da sie schnell ein Ergebnis liefern, können sie eine Infektiosität gut darstellen, also ob jemand ansteckend ist. Befindet er sich allerdings in der Anfangs- oder Endphase der Infektion, wird diese vom Antigentest nicht unbedingt erkannt.

An diesem Punkt zeigt sich die Testproblematik ganz deutlich: Es kann nicht ausgeschlossen werden, dass der Antigentest einen infektiösen Patienten nicht entdeckt, und genauso wenig kann man ausschließen, dass der PCR-Test nicht mehr infektiöse Patienten als infektiös ausweist, obwohl sie für das Infektionsgeschehen nicht mehr relevant sind. Dieses Dilemma war nicht gelöst. Keine der Testmethoden ist perfekt, ergeben aber zusammen ein gutes Bild.

Infektionszahlen und Sterblichkeitsrate

Mittwoch, 8. April. Die Biostatistiker hatten Ergebnisse der ersten 500 Studienteilnehmer für diesen Tag zugesagt, damit wir sie am Donnerstag der Öffentlichkeit vorstellen könnten. Allerdings lagen die Resultate der PCR-Tests immer noch nicht alle vor. Als sie dann abends gegen 18 Uhr eintrafen, setzten wir uns zusammen, um die Daten durchzusprechen: der Biometriker Schmid, der Hygieniker Exner, der Immunologe Hartmann und ich. Im Nachhinein ist es erstaunlich zu sehen, wie präzise diese Zwischenergebnisse der genau 509 Fälle mit den späteren Endergebnissen der Studie, die alle 919 Teilnehmer berücksichtigten, übereinstimmten. Wir fassten die Hauptresultate zusammen, und in der Nacht schrieben wir noch die Zwischenergebnisse auf. Wohl wissend, dass wir die Methodik zuvor bereits vorgestellt hatten, ging es nun um die Zahlen und die Schlussfolgerungen.

Um 23.46 Uhr verschickte ich die E-Mail mit unseren vorläufigen Zwischenergebnissen an Ministerpräsident Armin Laschet und Landrat Stephan Pusch, versehen mit der Bemerkung, dass es noch zu Verschiebungen bei den Werten kommen könne, da die Statistiker einige Posten über Nacht noch einmal durchrechnen wollten. Und tatsächlich verschob sich nach diesem erneuten Rechendurchlauf noch ein Wert: Betrug die Letalität in der Gemeinde Gangelt am Abend noch 0,28 Prozent, so lag der Wert am

Morgen bei 0,37 Prozent. Und so schickte ich am nächsten Morgen noch aus dem Auto auf dem Weg nach Düsseldorf einen neuen Text heraus. Kurz darauf saß ich beim Pressesprecher der Staatskanzlei und besprach ihn mit ihm.

9. April, 10 Uhr, Staatskanzlei Düsseldorf. Auf Einladung der Landesregierung von Nordrhein-Westfalen waren zahlreiche Pressevertreter zusammengekommen, um die Zwischenergebnisse unseres Forschungsprojekts in Heinsberg zu erfahren. Wir waren zu dritt aus Bonn angereist und bildeten damit doch nur einen Teil all derer ab, die am Zustandekommen der Ergebnisse beteiligt gewesen waren: Professor Gunter Hartmann hatte das Projekt von Anfang an mit seiner wissenschaftlichen Expertise begleitet, und viele aus dem Institut für Klinische Chemie, dem Zentrallabor und der gesamten Studienzentrale hatten tatkräftig mitgearbeitet. Auch mit Professor Martin Exner, der ebenfalls mit nach Düsseldorf gekommen war, hatten wir noch am Abend zusammengesessen und die Daten analysiert und interpretiert, denn nur interdisziplinär waren solche Ergebnisse zu generieren. Ein Projekt wie unsere »COVID-19 Case-Cluster-Study« war Teamwork und nur unter Beteiligung verschiedener wissenschaftlicher Kompetenzen überhaupt durchführbar gewesen. Allein dass es uns gelungen war, in der extrem kurzen Zeit mit einem, wenn auch noch vorläufigen, Ergebnis aufzuwarten, war schon ein Erfolg. Aber auch die Unterstützung durch die Menschen im Kreis Heinsberg, die Verwaltung, allen voran Landrat Stephan Pusch, das Gesundheitsamt und die Gemeinde Gangelt konnte man gar nicht genug betonen. Von der großen Bereitschaft der Bevölkerung, an der Studie teilzunehmen – fast 80 Prozent der Eingeladenen hatten mitgemacht –, sprach dann auch Stephan Pusch auf der Pressekonferenz, nachdem Armin Laschet die Veranstaltung eröffnet hatte.

Schließlich stellte ich unsere Resultate vor, bei denen es sich – wie ich auch hier hervorhob – eben um Zwischenergebnisse handelte, denn noch waren nicht die Daten aller Studienteilnehmer unserer repräsentativen Stichprobe einbezogen und unser Bericht nicht veröffentlicht worden. Im Zentrum der Studie hatte die Bestimmung der Sterblichkeitsrate gelegen, ein Wert, der für SARS-CoV-2 nicht vorlag und der weltweit für die Einordnung der Gefährlichkeit des Erregers eingefordert wurde. Da er die Todesrate gemessen an den tatsächlich Infizierten beschreibt, ist er eine weitaus aussagekräftigere Zahl als die Fallsterblichkeit (CFR), die lediglich mit den gemeldeten Infiziertenzahlen arbeitet und die Dunkelziffer nicht abbilden kann.

Zunächst hatten wir die Infiziertenlage in der Gemeinde bestimmt, und schon diese vorläufigen Zahlen bargen einige Sprengkraft: Von den 509 Teilnehmern unserer repräsentativen Stichprobe, deren Daten wir schon ausgewertet hatten, hatten 14 Prozent eine Immunantwort gegen SARS-CoV-2 gebildet, bei weiteren 2 Prozent war die PCR-Probe noch positiv gewesen, hatte also eine akute Infektion nachgewiesen. Zusammengenommen ergab sich daraus eine Infektionsrate für die Gemeinde Gangelt von 15 Prozent; 15 Prozent der Gangelter Bevölkerung war mit SARS-CoV-2 infiziert – akut oder in der Vergangenheit. Wir waren bei den Berechnungen konservativ vorgegangen, auch um mögliche falsch-positive Testergebnisse aufzufangen, und hatten deshalb andere Berechnungen, die sogar eine höhere Infektionsrate ergeben hatten, nicht herangezogen. Die offiziellen Infiziertenzahlen der Gemeinde, die auf den Testungen des Gesundheitsamts beruhten, hatten eine Infektionsrate von 3 Prozent ermittelt.

Unsere Zahlen ließen also den Schluss auf eine hohe Dunkelziffer an Infizierten zu. Noch dazu war Gangelt ein Hochtestgebiet, denn aufgrund des großen Ausbruchsgeschehens nach der Kappensitzung hatten viele Menschen Symptome gezeigt oder Kontakt zu Infizierten gehabt und waren getestet worden. In einem Hochtestgebiet geht man normalerweise von einer niedrigen Dunkelziffer aus – anders als in einem Niedrigtestgebiet wie den übrigen Landesteilen, in dem die Dunkelziffer zumeist unterschätzt wird.

Allerdings eignet sich die Dunkelziffer nur sehr bedingt, um ein Infektionsgeschehen zu beschreiben, weil sie stark davon abhängt, ob und wie viele Infizierte es in einer bestimmten Region gibt. Die Gemeinde Gangelt mit ihrem massiven Ausbruchsgeschehen und den hohen Infektionszahlen war deutschlandweit immer noch die Ausnahme – auch wenn sich SARS-CoV-2 zunehmend verbreitete.

Die Infektionsrate von 15 Prozent allein war schon ein wichtiger Befund. Doch es ging noch weiter: Mit dieser Angabe konnten wir die anzunehmende Infiziertenzahl in der Gemeinde bestimmen und erstmals eine Sterblichkeitsrate für SARS-CoV-2 berechnen, indem wir sie mit den offiziellen Zahlen der COVID-19-Toten der Gemeinde zusammenbrachten. Unter Berücksichtigung der Vorläufigkeit unserer Daten kamen wir so auf eine Infection Fatality Rate (IFR) von 0,37 Prozent; 0,37 Prozent der tatsächlichen COVID-19-Infizierten der Gemeinde Gangelt waren verstorben. Dieser Wert lag deutlich unter den Angaben der Johns-Hopkins-Universität, die auf Basis der Zahlen der gemeldeten Infektionen und der gemeldeten COVID-19-Toten für Deutschland von einer Letalität für SARS-CoV-2 von 1,98 Prozent ausging – einem fast fünffach höheren Wert.

Zu diesem Zeitpunkt waren in der Gemeinde Gangelt 7 Menschen im Zusammenhang mit COVID-19 verstorben, doch es war klar, dass sich die IFR verschieben würde, falls es weitere Tote durch die Krankheit gäbe. Das konnte auch Monate danach der Fall sein. Doch unsere Daten waren so robust, dass sie sich nur leicht verschieben würden: Bei einem 8. Toten läge der Wert bei 0,42, einem 9. Toten bei 0,48, einem 10. bei 0,53 Prozent. Zahlen, die sich innerhalb unseres Schwankungsbereich, dem Konfidenzintervall, und immer noch weit unter den Angaben für die Sterblichkeit bei COVID-19 befanden, wie sie die Johns-Hopkins-Universität suggerierte.

Hier liegt auch eine Problematik der IFR und allgemein der Berechnung der Toten. Wie geht man beispielsweise mit einem Patienten um, der eine COVID-19 bedingte Lungenentzündung durchgemacht hat, genesen war, aber dadurch geschwächt ist und fünf Monate später verstirbt? Daher sind alles Näherungswerte mit einem entsprechenden Konfidenzintervall, einer Schwankungsbreite.

Dass es bei der Letalität zu einer Differenz kam, lag daran, dass der Johns-Hopkins-Universität keine Daten über die tatsächliche Anzahl an COVID-19-Infizierten zur Verfügung standen. Wir waren die Ersten und bislang Einzigen, die diese Zahl für einen kleinen Ort mit einem Superspreadingevent erhoben hatten. Wir hatten mit unserer repräsentativen Stichprobe erstmals beschrieben, wie viele SARS-CoV-2-Infizierte es in einem Ort wie der Gemeinde Gangelt gab und wie viele Menschen dort an dem Virus verstorben waren. Derartige Daten über das neue Coronavirus hatte zu diesem Zeitpunkt in Deutschland und auch weltweit noch niemand erhoben.

Aus dem Ergebnis, dass 15 Prozent der Gangelter Bevölkerung mit SARS-CoV-2 infiziert war, schlussfolgerten wir, dass somit aller Wahrscheinlichkeit nach 15 Prozent der hiesigen Einwohnerschaft das Virus nicht mehr weitergeben konnte. Dieser 15-prozentige Anteil der Bevölkerung verminderte die Geschwindigkeit (Netto-Reproduktionszahl R in epidemiologischen Modellen) einer weiteren Ausbreitung von SARS-CoV-2 entsprechend. Daraus konnte man ableiten, dass mit einer Verlangsamung im Infektionsgeschehen zu rechnen war.

Herdenimmunität und gebremstes Wachstum

Der Begriff der Herdenimmunität war schon jetzt in aller Munde, denn es war klar, dass das Virus nicht einfach so aus unserem Leben verschwinden würde. Eine gute Möglichkeit, einen Erreger einzudämmen, ist natürlich ein Impfstoff, doch die Impfstoffentwicklung ist ein langwieriger und vor allem unkalkulierbarer Prozess. Verschiedene Labore weltweit hatten bereits mit der

Suche nach einem COVID-19-Impfstoff begonnen, aber es war nicht absehbar, wann erste brauchbare Ergebnisse vorliegen würden. Aus diesem Grund kam der Frage nach einer natürlichen Immunisierung der Bevölkerung gegen SARS-CoV-2 durch Infektion eine hohe Bedeutung zu.

Der Ausdruck Herdenimmunität kommt aus der Impfstoffforschung und ist eigentlich positiv besetzt: Eine Herde, eine Gruppe, kann sich nicht mehr infizieren, weil sie geimpft wurde, und schützt auf diese Weise gemeinschaftlich den Einzelnen, den Schwachen in ihrer Mitte, der nicht geimpft werden konnte. Im Tierreich bedeutet es, dass die Herde das Kalb schützt, und der Begriff Herdenimmunität beschreibt somit einen Solidaritätsgedanken. Viele Starke schützen einen Schwachen. Der Herdenimmunität kommt die Eigenschaft einer Brandschneise zu, eines Kahlschlags auf einer bestimmten Fläche, der verhindert, dass das Feuer auf die übrigen Bäume übergreift.

Auf die Pandemie übertragen, beschreibt der Begriff die Idee, dass all jene Menschen Schutz erfahren, die nicht geimpft werden können oder nicht geimpft werden sollen, weil sie krank sind oder aber zu alt, um noch Immunantworten ausbilden zu können. So verstanden ist der Begriff der Herdenimmunität in einer Pandemie ein zutiefst solidarischer Gedanke: Die Jungen, die eine Immunität ausbilden, schützen die Alten, Kranken und Schwachen in der Gesellschaft, die dazu nicht mehr in der Lage sind.

Wie der Begriff selbst wurde auch der Schwellenwert für das Erreichen einer Herdenimmunität viel diskutiert und unterschiedlich definiert. Viele Experten gingen davon aus, dass die Herdenimmunität erreicht ist, wenn 60 bis 70 Prozent der Bevölkerung eine Immunität ausgebildet und die übrigen 30 bis 40 Prozent also keine Infektion mehr zu befürchten haben. Die Grundlage für diese Zahlen war die einfache Rechnung, dass 1 Infizierter das Virus an 3 Personen weitergibt, die es wiederum an 9 weitergeben, die wiederum an 27 und so weiter. Treffen die Infizierten auf niemanden mehr, der noch nicht infiziert war, findet keine weitere Infektion statt, und eine Herdenimmunität ist erreicht.

Doch die Vorstellung eines rein exponentiellen Wachstums des Infektionsgeschehens ist falsch, denn eine Gesellschaft ist anders aufgebaut und auch ein Infektionsgeschehen ist daher weitaus komplexer. Wäre sie ein großer Karton mit Bällen, die fortwährend durchgeschüttelt würden, wären wir, die Bälle, irgendwann alle immun, denn jeder von uns, jeder einzelne Ball, wäre im Laufe dieses Prozesses irgendwann mit einem infizierten Ball in Berührung gekommen. Aber die Gesellschaft ist kein Karton mit Bällen, die beliebig durcheinandergeworfen werden, sondern wir bewegen uns alle in einem bestimmten Umfeld. Jeder von uns hat seinen Freundeskreis, seine Arbeitskollegen – ein soziales Milieu, in dem er sich aufhält. Steckt 1 Person nun 3 weitere an und diese wiederum 9 weitere, ist zu einem bestimmten Zeitpunkt der gesamte Freundeskreis infiziert. Da wir alle aber diesen Kreis nicht dauernd verlassen und nur wenig Kontakt zu Menschen außerhalb unseres sozialen Umfelds pflegen, wird das Virus ausgebremst. Es findet nur noch wenige Menschen, die noch keine Immunität ausgebildet haben, auf die es übergehen und die es weitertragen könnten. Die sozialeren Menschen infizieren sich eher als die Menschen mit weniger Sozialkontakten.

Dadurch dass wir weniger Kontakt haben zu anderen sozialen Milieus, können wir das Virus auch nicht von dort einschleppen. Man spricht von heterogener Verteilung. Und selbst wenn es zu einer Brückenbildung kommt, also der Überschneidung der Kreise, entsteht nur kurzzeitig ein exponentielles Wachstum, das aufgrund der Beschaffenheit der Gruppe immer wieder abflacht. Hat beispielsweise ein junger Mensch Kontakt zu jemandem aus dem viel gescholtenen Partyvolk und bringt das Virus auf diesem Weg zu seiner Oma, die es wiederum bei einem Besuch ins Altenheim transportiert, so wird sich nach einiger Zeit in dieser Gruppe eine Herdenimmunität ausbilden und die Verbreitung des Virus gestoppt werden, denn auch sie ist in sich geschlossen und dann auch geschützt. Die Übertragung vom Partyvolk, das sich infiziert hat, in das Altenheim kann auch nur ein paar Tage lang passieren. Denn dann besteht zunächst erstmal eine Immunität.

Diese infektionsepidemiologischen Vorgänge sind komplex und nicht einfach durch Beschreibungen wie »exponentiell« oder Ähnliches zu begreifen. Denn das Wachstum nach dem Auftreten der Krankheit ist nicht konstant, sondern das Wachstum ändert sich stetig. Dabei muss zwischen Wachstum und Anstieg der Infektionen klar unterschieden werden. Selbst wenn die Infektionszahlen steigen, kann das Wachstum doch abnehmen, denn es setzt eine Entschleunigung des Infektionsgeschehens ein.

In einer Gemeinde wie Gangelt, in der kein Tourismus herrscht und die Menschen eine eingeschworene Gemeinschaft bilden, »brennt« sich das Infektionsgeschehen auf diese Weise irgendwann aus, ohne dass es nennenswert auf andere Gebiete übergreift. Deshalb war es so wichtig, dass wir eine 15-prozentige Immunität in der Bevölkerung festgestellt hatten, denn ein solch hoher Anteil Infizierter bewirkt ein deutlich vermindertes Wachstum der Infektionen. Nähme man einen Schwellenwert von 10 bis 20 Prozent zum Erreichen der Herdenimmunität an, wie damals einige Experten – nicht unumstritten – mutmaßten, wäre in der Gemeinde Gangelt schon fast von einer Herdenimmunität auszugehen. Doch selbst bei einer weniger kühnen Prognose von 40 Prozent war die Gemeinde auf dem besten Weg, sie bald zu erreichen. Dabei darf man nicht vergessen, dass das Erlangen der Herdenimmunität ein schleichender Prozess ist und kein Ad-hoc-Ereignis. Und selbst wenn sie in der Gemeinde bald erreicht sein würde, könnte es doch durch einen einzelnen direkten Kontakt von außen – der Junge aus dem Partyvolk besucht seine Oma – zu neuen Infektionen kommen.

Bei dieser ganzen Diskussion war es wichtig zu sagen, dass ein natürliches Erreichen der Herdenimmunität nicht möglich ist. Dieser Weg kann aufgrund der Sterblichkeitsrate ohne Impfstoff nicht gegangen werden. Ließe man zu, dass sich ein Virus unkontrolliert ausbreitet, um eine Durchseuchung der Bevölkerung

zu erreichen, hätte man einen hohen Preis zu zahlen. Nicht auszumalen, was es bedeuten würde, wenn sich tatsächlich so viele
Menschen infizierten. Alte, Schwache und Kranke würden hart
getroffen werden, viele schwer erkranken oder versterben. Ganz
zu schweigen von den Nachwirkungen. Viele Menschen hätten
mit schweren gesundheitlichen Langzeitfolgen zu kämpfen, und
die Gesellschaft wäre nachhaltig beschädigt. Selbst Schweden,
das schon früh in der Pandemie beschlossen hatte, einen anderen Weg in der Bekämpfung von COVID-19 einzuschlagen als
Deutschland und viele andere Länder, strebte nie eine unge-
bremste Herdenimmunität oder natürliche Durchseuchung der
Bevölkerung an.

Die Infektionsdosis macht das Gift

Und es gab noch weitere Erkenntnisse schon im Zwischenbericht, die für die Entwicklung des Infektionsgeschehens von großer Bedeutung waren. Wir hatten festgestellt, dass die COVID-
19-Patienten, die an der Kappensitzung teilgenommen hatten,
stärkere Symptome und einen schwereren Krankheitsverlauf erlebt hatten als die Infizierten, die dem Fest nicht beigewohnt hatten. Man konnte vermuten, dass die Viruslast bei der Schwere
der Erkrankung hier eine Rolle spielt. Bekommt jemand eine
große Menge an Viren ab, erleidet er einen schwereren Verlauf als
jemand, der nur einer geringen Virendosis ausgesetzt ist. Die
Infektionsdosis macht das Gift. Das war schon von anderen respiratorischen Erkrankungen bekannt wie zum Beispiel der Influenza, aber auch MERS und SARS, und zudem experimentell
belegt. Wir würden bei der Kappensitzungsstudie darauf zurück-
kommen.

Und hier kamen die Hygienemaßnahmen ins Spiel, deren Bedeutung für das Pandemiegeschehen noch unbewiesen, aber viel
diskutiert war. Dass die Einhaltung einfacher Hygieneregeln wie

dem Händewaschen wesentlich dazu beitragen kann, dass Viren von Oberflächen nicht direkt in die Schleimhaut gebracht und so eine Infektion auslösen können, hatten wir schon nach unserer Vorstudie in Heinsberg festgehalten. Und nicht nur diese Hygienemaßnahme war mittlerweile in den Alltag der Menschen vorgedrungen. Seit Mitte März wurden Verhaltensmaßregeln ausgegeben, um das Ansteckungsrisiko zu reduzieren, die die Bundeszentrale für gesundheitliche Aufklärung so formulierte: »Halten Sie Abstand zu anderen Menschen. Niesen oder husten Sie in die Armbeuge oder in ein Papiertaschentuch. Waschen Sie regelmäßig und gründlich Ihre Hände. Nutzen Sie, wenn möglich, keine öffentlichen Verkehrsmittel. Gehen Sie zu Fuß. Kaufen Sie nicht in Stoßzeiten ein. Meiden Sie Menschengruppen.«

Neben dem Social Distancing und der Husten- und Niesetikette ging es um die Frage der Mund-Nasen-Bedeckung (MNB). Wie die meisten respiratorischen Viren wird auch SARS-CoV-2 in erster Linie über eine Tröpfcheninfektion weitergegeben, so viel wusste man bereits. Dabei befindet sich vor allem zu Beginn der Infektion eine hohe Viruslast im Rachen, die beim Husten oder lauten Lachen und Sprechen ausgestoßen wird. Ein Mundschutz verhindert eine direkte Exposition der Viren in den Raum, reduziert somit die Virusmenge, die weitergegeben wird, deutlich und trägt auf diese Weise dazu bei, dass der Neuinfizierte einen milderen Krankheitsverlauf erlebt. Trägt dieser auch eine Mund-Nasen-Bedeckung, reduziert sich die Viruslast weiter. Noch dazu reduziert sich das Risiko einer Neuansteckung, wenn ein Mund-Nasen-Schutz getragen wird.

Dazu hatten auch Versuche mit syrischen Goldhamstern Erkenntnisse geliefert; diese können sich mit SARS-CoV-2 infizieren. Dabei hatte man manchen Tieren quasi Masken aufgesetzt und festgestellt, dass sich in der Folge deutlich weniger von ihnen infizierten. Trugen beide eine Maske, der infizierte und der nicht infizierte Hamster, war der Effekt sogar noch größer. Und mehr noch: Wenn sich ein nicht infizierter Hamster trotz Maske ansteckte, durchlebte er einen deutlich milderen Krankheitsverlauf mit weniger Symptomen als ein vorab infizierter Hamster. Das bestätigte die Annahme, dass die Infektionsdosis entscheidend war für den Schweregrad der Erkrankung. Wenn die Krankheit von wenigen Viren ausgelöst wird, kommt das Immunsystem viel besser dagegen an.

Da es das Ziel war, die Krankheitsverläufe bei COVID-19 so mild wie möglich zu gestalten und schwere Erkrankungen zu verhindern, auch um eine Überlastung der Krankenhäuser zu vermeiden, waren die Hygieneregeln wie das Tragen einer Mund-Nasen-Bedeckung von unschätzbarem Wert. Denkbar war sogar, mithilfe dieser einfachen Maßnahmen die Virendosis so gering zu halten, dass sich trotzdem eine natürliche Immunität ausbildete, die man künstlich so noch nicht erzeugen konnte, da ein Impfstoff noch in weiter Ferne war, und zugleich die Sterblichkeit niedrig gehalten wurde. Denn die Einhaltung von Hygieneregeln wirkt sich zudem positiv auf die Mortalität aus, weil weniger schwere Krankheitsverläufe auch weniger Todesfälle durch das neue Coronavirus bedeuten.

Und so stellten wir uns auf der Pressekonferenz ausdrücklich hinter die Vier-Phasen-Strategie der Deutschen Gesellschaft für Krankenhaushygiene (DGKH), die wir kurz vorstellten, auch wenn sie nicht Ergebnis unserer Studie war. Der Präsident der DGKH, Martin Exner, erläuterte sie genauer in der abschließenden Fragerunde.

Die DGKH hatte einen Stufenplan für eine kontrollierte Entspannung der Maßnahmen zur Eindämmung der COVID-19-Pandemie entwickelt, der im Wesentlichen aus vier Phasen bestand: Quarantäne, Lockerung der Quarantäne, Aufhebung der Quarantäne und Rückkehr zur Normalität – immer unter Begleitung entsprechender Hygieneregeln und Verhaltensmaßnahmen. Mit dem Lockdown befanden wir uns derzeit in Phase 1 des Strategieplans, und die Diskussion über baldige Lockerungen der Maßnahmen war bereits in vollem Gang. Wann man in Phase 2 übergehen könnte, lag im Ermessen der Politik – wir Wissenschaftler, das betonte ich noch einmal ausdrücklich auf der PK, konnten lediglich Entscheidungshilfen liefern, indem wir den Politikern und der Öffentlichkeit die Ergebnisse unserer Forschung zugänglich machten.

Auch jetzt sprach ich schon an, dass es ebenfalls wichtig war, nicht nur auf die Neuinfektionen zu schauen, sondern noch weitere Kennziffern in den Blick zu nehmen: die Anzahl verfügbarer Krankenhausbetten, Beatmungsgeräte und Intensivbetten. Deshalb befürworteten wir den Ausbau eines bundesweiten Zentralregisters, in dem diese Kapazitäten zusammengefasst würden und das gerade im Gespräch war. Mit dem Endergebnis unserer Studie, das wir bald vorlegen wollten, würden wir noch verlässlichere Aussagen über SARS-CoV-2 treffen können, und darum ging es uns: Gefahren richtig einzuordnen, denn das ist Aufgabe der Wissenschaft. Wir müssen alle lernen, mit dem Virus zu leben – das war meine Botschaft. Wir Wissenschaftler wollten unseren Beitrag dazu leisten und der Politik mit unseren Erkenntnissen eine bessere Grundlage für ihre Entscheidungen verschaffen. Die Entscheidungen aber, das war mir ganz wichtig, mussten die Politiker treffen, denn sie hatten noch andere Aspekte abseits der wissenschaftlichen Erkenntnisse zu berücksichtigen. Damit schloss die Pressekonferenz.

Der Shitstorm

Noch am Gründonnerstag machte ich meinen Podcast für den Bayerischen Rundfunk aus der Staatskanzlei, und danach ging es weiter in den Gesundheitsausschuss des Landtags. Ich erläuterte den Mitgliedern unsere Zwischenergebnisse und beantwortete Fragen. Direkt danach fuhr ich nach Köln, wo ich aus dem WDR-Studio um 17 Uhr zu der Aufzeichnung der Talkshow »Markus Lanz« zugeschaltet war; noch auf der Straße gab ich den ARD-»Tagesthemen« und dem RTL-»Nachtjournal« ein Interview, auch das »Heute Journal« vom ZDF hatte eine Anfrage für ein Live-Interview gestellt. Das sollte in Bonn gemacht werden, in der Nähe meiner Wohnung auf der Straße. Auf dem Rückweg von Köln rief mich die Pressesprecherin des Klinikums an. Das »Heute Journal« habe mich explizit ausgeladen. Warum, fragte ich mich. Am Abend schaute ich mir die Sendung an und sah den Grund für die Absage: Mein Berliner Kollege Christian Drosten war zugeschaltet, um unsere Studie zu kommentieren.

Der Beitrag zur Heinsberg-Studie wurde mit den Worten »Auf dünnem Eis« angeteasert, und Moderator Claus Kleber fragte Drosten nach der frühen, »unorthodoxen« Veröffentlichung unserer Zwischenergebnisse. Drosten war an dem Tag gemeinsam mit dem Epidemiologen Gérard Krause zu einem Online-Pressegespräch vom Science-Media-Center eingeladen gewesen, um über zukünftige Teststrategien zu sprechen, und wurde dabei mit unseren Ergebnissen konfrontiert. Seine Reaktion war eine Kritik auf allen Ebenen und gab den Anstoß für eine Welle an Vorhaltungen, die in den nächsten Tagen, Wochen und Monaten über uns hereinbrach und mit der niemand gerechnet hatte.

Und darum ging es: Zum einen wurde die Zuverlässigkeit des Antikörpertests infrage gestellt. Falls der Antikörpertest ungeeignet sei, ergebe sich technisch bedingt eine hohe Rate falsch-positiver Ergebnisse, so Drosten. Viele dachten, wir hätten mit der Betaversion gearbeitet, dabei hatten wir den weiterentwickelten Test von Euroimmun verwendet, der eine hohe Zuverlässigkeit aufweist und heute von vielen Laboren verwendet wird. Wir waren einfach die Ersten gewesen, die ihn benutzt hatten. Viele kannten ihn zu der Zeit nicht einmal.

Der zweite Vorwurf betraf unser Studiendesign. Wir hätten zu wenig erklärt, die Methodik und Stichprobe nicht erläutert, meinte Drosten, das Manuskript der Studie müsse der Fachwelt vorgelegt werden. Wir hatten zur Methodik und unserer gesamten Vorgehensweise eigens eine Pressekonferenz vor der Präsentation unserer Zwischenergebnisse abgehalten, damit unsere Resultate eingeordnet werden konnten. Hier waren sowohl der Test als auch die Stichprobe erläutert worden.

Der nächste Kritikpunkt betraf die Letalität. Unser Wert von 0,37 Prozent sei nicht neu, von einer solchen Sterblichkeit sei man schon lange ausgegangen – auch der Virologe Alexander Kekulé warnte später vor vorschnellen Rückschlüssen auf der Basis unserer Zahlen, denn die seien nichts Neues. Später hieß es, ein »Bauchgefühl« der Letalität des Virus wäre bestätigt worden.

Drosten hinterfragte des Weiteren die angegebene Rate von 15 Prozent Immunität. Da Labortests häufig falsch-positive Ergebnisse brächten, müsse man wissen, ob Bestätigungstests gemacht worden seien und man also von einer gesicherten Diagnose ausgehen könne. Wir hatten bei der kurzen Pressekonferenz solche technischen Fragen nicht erläutert, da es um die Präsentation der Zwischenergebnisse ging. Der Plaque-Assay, wie wir den Neutralisationstest nannten, wurde an allen Proben durchgeführt. Uns kam zugute, dass ich Personal und Labore von Christian Drosten übernommen hatte und das Wissen über diese Tests bei uns im Haus vorhanden war und leicht auf hohem Standard umgesetzt werden konnte. Auch den Vorwurf, unser Test unterscheide nicht zwischen SARS-CoV-2 und anderen Coronaviren und deshalb komme man auf eine 5-prozentige Immunität und nicht die 15 Prozent, von denen wir sprachen, konnten wir entkräften. Denn unsere Testungen im Vorfeld der Studie hatten die Zuverlässigkeit des ELISA-Tests auch in diesem Punkt bestätigt.

Zweifel an unserer Arbeitsweise kamen auch von einem Epidemiologen, der die Studie als »Sonderfall« bezeichnete, deren Ergebnisse man mit Vorsicht behandeln müsse, und der unsere Stichprobe hinterfragte. Dass in den ausgewählten Haushalten alle Personen getestet und in die Berechnungen einbezogen worden waren, hielt er für problematisch. Bei Haushalten dürfe immer nur eine Person in die Studie aufgenommen werden. Doch diesen Aspekt hatten wir bei der Datenanalyse berücksichtigt, den Clustereffekt herausgerechnet und Einzelpersonen anders gewichtet als Personen aus einem Haushalt. So sah es das WHO-Protokoll vor. Und so relativierte er später auch seine Aussage und gab bekannt, er sehe keinen Anlass, von Versäumnissen bei der epidemiologischen Methodik auszugehen.

Ein weiterer Kritikpunkt betraf die Anzahl an Studienteilnehmern, die als zu gering beurteilt wurde, weshalb unsere Studie nicht aussagekräftig sei. Allerdings hatten wir sogar deutlich mehr Probanden aufgenommen, als das WHO-Protokoll für eine solche Studie vorschrieb. Weiter ging es mit Einwänden, die Studie erfülle nicht die Kriterien für eine Preprint-Veröffentlichung und wir hätten unsere Zwischenergebnisse deshalb nicht auf einem Preprint-Server hochgeladen. Doch dafür gab es einen anderen Grund: Auch diesen Kriterien hielt die Studie stand, wir hatten nur einfach schneller an die Öffentlichkeit gehen wollen, um unsere Resultate allen zugänglich zu machen, damit sie damit arbeiten konnten. Zu einem Termin, den wir öffentlich bekannt gegeben hatten.

Noch am Abend der Pressekonferenz rief auch *Zeit Online* an und wollte ein Hintergrundgespräch. Ich unterhielt mich auf der Fahrt zurück nach Bonn mit dem Journalisten. Einmal sagte ich, das sei jetzt »off the record«, und er meinte im Nachgang, dass dadurch alles andere, was ich gesagt hatte, »on the record« gewesen sei. Dass ich die Zitate in dem Artikel, den er daraus machte, nicht freigegeben hatte, kümmerte niemanden. Vieles wurde da aus dem Zusammenhang gerissen. Fazit: Wir würden das Virus verharmlosen. Aus einer Vorstellung von Zwischenergebnissen wurde eine Rechtfertigung. Aus helfen wollen ein Spießrutenlauf. Ein Shitstorm folgte. Der Hashtag #SterbenmitStreeck oder #Streeckmussweg machte die Runde. Einige zogen Vergleiche zu Mengele oder sahen die Studie von der Wirtschaft gekauft.

Ich hatte lange in den USA gelebt und einen anderen Umgang mit der Präsentation von Forschungsergebnissen erlebt. Hier standen die Resultate im Mittelpunkt – Methodik und Studiendesign wurden oftmals nur online auf Abruf zur Verfügung gestellt, während man die wissenschaftlichen Ergebnisse direkt der Presse vorstellte. Kurz vor der Präsentation unserer Studie waren die Ergebnisse einer großen wissenschaftlichen Untersuchung zum Thema HIV-Infektionen auf genau diese Weise bekannt geworden. Auch die Präsentation der ersten beiden SARS-CoV-2-Impfstoffe Monate später verlief frappierend ähnlich. Die Methodik war zuvor vorgestellt worden, und von den Ergebnissen war im November nur bekannt, dass der Impfstoff 90 beziehungsweise 94,5 Prozent Wirkung zeigte. Während man sich bei der Bekanntgabe dieser Information in Euphorie überschlug, hatte man bei uns den Fehler gesucht. Man wollte unsere Ergebnisse nicht haben, schien es.

Wenig später bot ich Christian Drosten Serumproben aus Heinsberg an, damit auch er damit arbeiten konnte. Wir hatten telefoniert, und er äußerte sich bei anderer Gelegenheit auch positiv über die Heinsberg-Studie. Viele Kollegen – gerade in dem kleinen Bereich der Virologie und Epidemiologie kennt man sich gut – schrieben mir, ich würde zu Unrecht angefeindet, nannten die öffentliche Debatte kläglich und hielten die Studie für methodisch gut und die Ergebnisse für valide. Auch international gab es rege Nachfrage nach unseren Resultaten, beispielsweise von amerikanischen TV-Sendern wie NBC, CNN oder CNBC. Doch innerhalb der Wissenschaftscommunity in Deutschland entstand keine wirkliche Debatte.

Bald konzentrierten sich die Vorwürfe darauf, dass ich mit der Heinsberg-Studie eine Faktenbasis schaffen wolle. Wir hatten Daten geliefert, die für die Pandemiebewältigung von Interesse waren – eine Momentaufnahme für ein kleines Gebiet, aber doch immerhin die ersten wirklichen Daten zu COVID-19 in Deutschland. Und auch die Aussage, dass das Virus nicht so tödlich sei wie befürchtet, war ein wichtiger Schritt im Verständnis der Pandemie. Doch es war eine Wahrheit, die niemand hören wollte. Anders als mittlerweile bei den Neuigkeiten zu Impfstoffen, auf die die Welt gewartet hat. Vielleicht maß man deshalb mit zweierlei Maß.

Und die hitzige Diskussion gewann weiter an Fahrt. Es wurde von allen Seiten zugestimmt oder dagegengehalten. Die Gegenstimmen kamen zuvorderst aus den Medien, und das lag vor allem an der Hilfe durch Storymachine. Als diese bekannt wurde, verschärfte sich der Ton zusehends. Am 8. April hatte Mitgründer Philipp Jessen öffentlich erklärt, dass seine PR-Agentur unsere Studie unterstütze – ich hatte noch gefragt, warum man das im Interview sagen müsse. Was für mich eine reine Nebensache gewesen war, die Hilfe der PR-Agentur eines Freundes, um lebendige Forschung zu zeigen, wurde zum großen Aufreger. Journalisten und Privatpersonen wollten plötzlich Unterlagen über unsere Verbindung haben, fragten nach Verträgen oder anderen schriftlichen Vereinbarungen. Da wir alles über Zoom verabredet hatten, gab es jedoch keine schriftlichen Unterlagen.

Ein Vorwurf lautete, Storymachine habe ein Script für den Twitterkanal geschrieben, um die Politik zu beeinflussen. Alles kulminierte in der Aussage, Storymachine habe sich gemeinsam mit der Landesregierung und einzelnen Glasfaserfirmen einen Wissenschaftler gesucht, der die Pandemie verharmlose, und damit Argumente für eine rasche Lockerung der Kontaktbeschränkungen geliefert. Absurd: Ich hätte mich also über Storymachine vor den Karren der Wirtschaft spannen lassen und Laschet ein Konzept präsentiert, damit er den Lockdown zu Fall brächte.

Besonders scharf ging mich das Journalistenportal *RIFF-Reporter* an, das behauptete, die Studie sei gezielt eingesetzt worden, um Stimmung für Lockerungen zu machen. Auch die Zeitschrift *Capital* fuhr schweres Geschütz auf und sprach von einem angeblichen Masterplan zur politischen Einflussnahme – immer im Konjunktiv, rechtlich dadurch eigentlich nicht zu fassen. Eine von mir inszenierte Verschwörung gegen das Leben also. Ein Blogger und selbst ernannter Aufklärer für »falsche Berichterstattung« begann eine persönliche Vendetta, die darin gipfelte, dass er versuchte zu beweisen, dass die Sterblichkeitsrate viel höher liegen müsste, ohne überhaupt ein epidemiologisches Grundverständnis zu besitzen.

Der Vorwurf der politischen Verstrickung und Einflussnahme

kulminierte in dem Bild von mir als Gehilfe von Ministerpräsident Armin Laschet – illustriert mit Fotos, auf denen ich reichlich naiv wirke. Und das hatte auch direkte Konsequenzen: Am 15. April stellte der Bayerische Rundfunk meinen Podcast umgehend ein, angeblich gab es einen Anruf von der Bayerischen Staatskanzlei, dass man dem Wasserträger Laschets keine Bühne geben wolle – so war es in der Zeitung zu lesen. Ich fand es schon seltsam, dass in Zeiten, in denen Wissenschaftler wie selbstverständlich gemeinsam mit Gesundheitsministern und anderen politischen Entscheidungsträgern vor die Kameras traten oder die Podien von Pressekonferenzen besetzten, eine gemeinsame Pressekonferenz des NRW-Ministerpräsidenten mit mir derart verdächtig erschien. Und so beschlich mich irgendwann der Eindruck, dass die vehemente Kritik tatsächlich damit zusammenhängen könnte, dass ich Daten hatte, die niemand haben wollte. Jede Information, die dazu führen könnte, die harten Lockdownmaßnahmen infrage zu stellen, war schlichtweg nicht willkommen.

Auch das NRW-Landesparlament beschäftigte sich mit der Heinsberg-Studie; die SPD stellte wiederholt kleine Anfragen zu meiner Verbindung zu Storymachine: wer was finanziere, wer mit wem wie zusammengearbeitet habe. Es ging um parteipolitische Spielchen, in denen ich plötzlich gefangen war. Allein diese Anfragen zogen sich bis in den August des Jahres; dann schließlich war alles entkräftet. Keine der Vorhaltungen hatte Bestand.

Aber es ging noch weiter. Ich wurde angezeigt: bei der Ärztekammer und der Deutschen Forschungsgemeinschaft (DFG), dem hierzulande wichtigsten Verein zur Förderung von Wissenschaft und Forschung. Die DFG sah zwar keine Grundlage, eine Untersuchung zu beginnen, prüfte aber dennoch gewissenhaft bis in den November. Ende des Frühjahrs folgte als trauriger Höhepunkt eine Strafanzeige gegen mich wegen »Erfindung von Forschungsergebnissen«, »Täuschung« der NRW-Landesregierung und des Verstoßes gegen Anforderungen für klinische Studien. Doch auch sie entbehrte jeder Grundlage, und so gab die Staatsanwaltschaft Bonn am 3. Juni bekannt, dass sie keine Ermittlungen gegen mich aufnehmen werde, da die Prüfung der Anzeige keine Anhaltspunkte für ein strafbares Verhalten ergeben habe. Der Staatsanwalt fügte noch den Hinweis hinzu, dass die Überprüfung wissenschaftlicher Studien die Aufgabe der Wissenschaft und nicht der Strafverfolgungsbehörden sei.

Aber auch wenn sich ein Vorwurf nach dem anderen als null und nichtig erwies, ging damit doch ein Nervenkrieg einher, der nicht nur mich monatelang in Beschlag nahm, sondern auch die Universitätsleitung beunruhigte. So wies sie aus Sorge eine 500 000-Euro-Spende für die SARS-CoV-2-Forschung in der Virologie ab, da sie befürchtete, dass die Spende in irgendeiner Weise den Ruf beschädigen könnte. Private Spenden für die Forschung sind in den USA durchaus üblich, und eine halbe Million Forschungsgelder hätte uns sehr geholfen. So war die Entscheidung ein herber Schlag.

Für mich persönlich waren diese Monate eine harte Schule, in der ich viel gelernt und auch meine innere Einstellung überprüft habe. Ich war naiv und unerfahren im Umgang mit den Medien in die Öffentlichkeit getreten, weil ich das Anliegen hatte, meinen Beitrag zum Pandemiemanagement zu leisten. Denn als Wissenschaftler war ich überzeugt davon, dass valide Daten und Forschungsergebnisse hilfreich sein können im Umgang mit einer solch außergewöhnlichen Situation. Ich wollte Fakten schaffen – um als Teil des Puzzles aus vielen Studien und Forschungsergebnissen im Zusammenhang mit SARS-CoV-2 zu einem besseren Verständnis des neuartigen Virus zu verhelfen. Dabei hatte ich auch Fehler gemacht. Doch diese Fehler bezogen sich nicht auf die Studie, die in Konzeption und Durchführung jeder wissenschaftlichen Überprüfung standhielt, sondern auf meine Zusammenarbeit mit der PR-Agentur Storymachine. Vielleicht hatte ich zu lange in den USA gelebt, um die Brisanz dieser Sache in Deutschland verstehen zu können.

Kapitel 5

Die Kappensitzung – Wie hat sich das Virus verbreitet?

15. Februar 2020. Der Gangelter Karnevalsverein »Langbröker Dicke Flaa« hatte zur Kappensitzung in die Bürgerhalle von Langbroich-Harzelt geladen. Die fünfte Jahreszeit ist in dem kleinen Ort im westlichsten Zipfel Deutschlands ein absolutes Highlight, so wie in der gesamten Region, und es wird ausgiebig gefeiert. Angefangen bei der zentralen Veranstaltung des örtlichen Karnevalsvereins bis zu dem traditionellen Umzug für Groß und Klein durch die Straßen des Ortes und der Nachbargemeinden, flankiert von einer begeisterten Menge. Auch in diesem Jahr hatte der Karnevalsverein die Kappensitzung organisiert, den Höhepunkt der Festivitäten mit über 400 geladenen Gästen, zahlreichen Tanzgruppen, Livemusik und Gesang.

Schon am Nachmittag des 15. Februar hatte das Organisationskomitee mit dem Aufbau begonnen und die Bürgerhalle, einen unscheinbaren rotbraunen Klinkerbau neben dem Gebäude der freiwilligen Feuerwehr, festlich geschmückt. Eine Bühne war aufgestellt worden, dazu Tische, Bänke, der Ausschank, und schließlich die Technik für einen reibungslosen Ablauf der Veranstaltung installiert und getestet worden. Und das Programm war prall gefüllt: Neben dem traditionellen Einzug des Prinzenpaares und den Tanzmariechen gab es sechs verschiedene Tanzgarden wie die Frauentruppe »Pure Poison« oder die »Teufelskerle«, dazu Gesang der »Dorfspatzen« und Livemusik der Band »Sang- und Klanglos«. Showeinlagen und die obligatorischen Karnevalsreden wie die von den »Zwei Schwaadlappe« rundeten das

Programm ab. Natürlich zog als Erstes der Gangelter Karnevalsverein mit großem Tamtam ein, aber auch Gastvereine aus den
Nachbargemeinden hatten ihren Auftritt. Die Veranstaltung war
eine karnevalstypische Familiensitzung, die meisten Feiernden
mittleren Alters; Männer wie Frauen, aber auch Kinder und
Jugendliche hatten mitgefeiert und Mädchengruppen auf der
Bühne getanzt.

Ich konnte mir die ausgelassene Stimmung bestens vorstellen, schließlich hatte ich die Menschen dort als ausgesprochen
herzlich, humorvoll und offen erlebt. In einigen Wohnungen, in
denen wir zu Beginn der Studien erste Erkenntnisse gesammelt
hatten, hatten noch die Karnevalskostüme nach der Reinigung
gehangen oder Fotos der Sitzung auf den Tischen gelegen. Wir
waren im März und April ja einige Male in Gangelt gewesen und
hatten um Hilfe gebeten, und bei jedem Besuch hatte man uns
freundlich und warmherzig aufgenommen und tatkräftig unterstützt. Sei es, dass man uns Kuchen vorbeibrachte, sei es, dass
Räume unkompliziert zur Verfügung gestellt wurden – immer
suchte man flexibel nach Lösungen, wenn Probleme auftauchten,
und griff uns unter die Arme. Alles in dieser herzlichen Atmosphäre.

Und so empfand ich es fast als tragisch, dass die lustige Karnevalsfeier in der Bürgerhalle, an der der halbe Ort teilgenommen hatte, wenige Wochen später derart negativ in die Schlagzeilen geriet. Als sich herausstellte, dass sich ausgehend von der
Kappensitzung im Landkreis Heinsberg und darüber hinaus viele
COVID-19-Infektionen ereigneten, hatten die Einwohner mit
Anfeindungen von allen Seiten zu kämpfen. Da wurde jemand,
der aus dem Landkreis kam, schon mal als »Coronaschleuder«
beschimpft, Heinsberg bissig zur »Partnerstadt von Wuhan«
erklärt und der Ort als »Wurzel allen Übels« bezeichnet. Die Bevölkerung des ländlich geprägten, abgelegenen Landkreises hatte
noch nie derart im Fokus gestanden und sah sich plötzlich mit
Vorhaltungen konfrontiert, mit ihrem angeblich zügellosen Feiern für die Erkrankung vieler Menschen verantwortlich zu sein.

In den sozialen Medien, aber auch im realen Leben bekamen die Menschen diese Anklagen knallhart zu spüren.

Das beschauliche Gangelt wurde von den Medien geradezu belagert. Die Presse suchte nach immer neuen Details über die Feier, streifte durch die Straßen, machte überall Fotos, klingelte an Haustüren. Besonders der Karnevalsverein, der von jetzt auf gleich im Zentrum des Interesses stand, wurde mit Anrufen traktiert. Hatte man zu wild gefeiert? Die Rede war von einer tobenden Menge außer Rand und Band – Karneval eben, könnte man sagen. Doch unter diesen besonderen Umständen bekam jeder Bericht von schunkelnden Massen, lautstarken Gesangseinlagen oder Bühnenauftritten, die den Saal zum Kochen brachten, eine ganz neue Note. Wie viel Alkohol geflossen war und ob man zu eng geschunkelt oder über Gebühr »Bützchen«, die karnevalstypischen Küsschen, ausgetauscht hatte, wurde plötzlich überall diskutiert.

Dabei sorgte man sich im Ort und im Verein vor allem um die COVID-19-Patienten in der Gemeinde, von denen es manchen ziemlich schlecht ging – und bald gab es dann auch die ersten Todesfälle. In WhatsApp-Gruppen tauschten sich die Einwohner untereinander aus, sprachen sich Mut zu, boten einander Unterstützung an und rückten enger zusammen. Schließlich war das öffentliche Leben im Ort durch die Quarantäne über viele Wochen hinweg völlig zum Erliegen gekommen.

Für mich war vollkommen klar, dass die Kappensitzung in Langbroich-Harzelt eine ganz gewöhnliche Karnevalsfeier gewesen war, eine von vielen in der Region, ja in ganz Deutschland wie jedes Jahr. In allen Karnevalshochburgen landesweit war Mitte Februar gefeiert worden – ohne gravierende Folgen. In Gangelt hatte man schlicht und einfach Pech gehabt oder anders gesagt: Man hatte in Köln enormes Glück gehabt. Man mag sich nicht vorstellen, welche Folgen ein Ausbruch beim Kölner Karneval gehabt hätte.

In der Öffentlichkeit bestand das verständliche Interesse, mehr darüber zu erfahren, wie es zu diesem großen Ausbruchsgeschehen kommen konnte, und schnell kam die Theorie auf, ein Infizierter habe, wenn auch unbeabsichtigt, den Ausbruch verursacht. Gerüchte über den angeblichen Patienten null machten die Runde, die jedoch niemand bestätigen konnte. Der 47-Jährige aus der Gemeinde, der an der Feier teilgenommen hatte und kurz darauf mit schweren COVID-19-Krankheitssymptomen ins Krankenhaus eingeliefert wurde, war der erste nachweislich mit SARS-CoV-2 infizierte Patient, doch wo er sich angesteckt hatte, blieb unklar. Dann kursierten Spekulationen, ein Bundeswehrsoldat, der die Reiserückkehrer aus Wuhan bei der Rückholaktion der Bundesregierung Anfang Februar begleitet hatte, habe den neuen SARS-Erreger mitgebracht und weitergegeben; immerhin war bei einem Soldaten der Luftwaffe in Köln das Virus nachgewiesen worden, der Kontakt nach Gangelt gehabt hatte. Doch keine dieser Annahmen kam über die bloße Vermutung hinaus. Auch über mögliche Übertragungswege machte man sich Gedanken: ob beispielsweise das Virus über das Spülwasser beim Gläserwaschen von einem zum anderen gewandert war.

Übertragungswege – Wer hat sich wie, wann und unter welchen Bedingungen infiziert?

Anfang April. Schon bei der Konzeption unserer großen Heinsberg-Studie hatten wir beschlossen, das Infektionsgeschehen bei der Kappensitzung in Gangelt gesondert zu untersuchen. Wir wollten verstehen und wissenschaftlich erfassen, wie sich die Menschen dort angesteckt hatten. Mehr über die Infektionswege und vor allem die Rolle der Aerosole bei der Übertragung des Virus von einem Menschen zum anderen herauszufinden war von größtem wissenschaftlichen und praktischen Interesse. Ich suchte auch in diesen Fragen nach Zusammenhängen, aus denen man Handlungsempfehlungen für einen langfristigen Umgang mit COVID-19 ableiten könnte. Ausgehend von der Feier wollten wir die Infektionsketten nachvollziehen und klären, wer sich wann wie und unter welchen Bedingungen infiziert hatte. Und viel spannender: Warum hatten sich einige Teilnehmer nicht infiziert?

Wir hatten ideale Forschungsbedingungen. Nicht nur, dass sich auf der Feier nachweislich viele Menschen mit dem neuen SARS-CoV-2-Erreger infiziert hatten, es war noch dazu davon auszugehen, dass die meisten von ihnen aus der Region oder sogar dem Ort kamen und also noch da waren, befragt und untersucht werden konnten. Zudem hatten wir in der Jakob-Muth-Schule für die Durchführung der großen systematischen Heinsberg-Studie eine Infrastruktur aufgebaut, die wir ohne Weiteres für diese Einzelstudie zu den Übertragungswegen nutzen konnten. Wir würden die Studie parallel durchführen und nicht mehr als ein paar Tage brauchen.

Auch das Studiendesign war an das der Dunkelzifferstudie angelehnt: Der Fragebogen zur Erfassung demografischer Daten, Vorerkrankungen, Medikamenteneinnahme und Ähnlichem wurde erneut verwendet, lediglich ergänzt um einen Extrabogen, in dem wir Verhaltensweisen auf der Feier abfragten: Wo genau haben Sie gesessen, mit wem engeren Kontakt gehabt? Haben Sie auf der Feier etwas gegessen oder getrunken? An der Aufführung teilgenommen? Wenn ja, zu welchem Zeitpunkt, mit welcher Truppe? Haben Sie sich während der Pause draußen aufgehalten, oder sind Sie in der Halle geblieben? Und auch: Haben Sie nach der Kappensitzung in Langbroich-Harzelt noch eine oder mehrere andere Karnevalssitzungen besucht? Mit solchen spezifischen Fragen versuchten wir, die Veranstaltungsteilnehmer möglichst genau räumlich zu verorten und ihre Bewegungsabläufe aufzunehmen. Darüber hinaus würden wir die Probanden einem PCR- und einem Antikörpertest unterziehen, um festzustellen, ob sie eine COVID-19-Infektion aktuell durchmachten oder aber in der Vergangenheit erlebt hatten.

Doch zunächst ging es an die Vorarbeiten. Wir wollten möglichst alle Sitzungsteilnehmer in die Studie einbeziehen, also versuchten wir herauszufinden, wer denn überhaupt dabei gewesen war. Von der Gemeinde hatten wir die Telefonnummer einer Frau bekommen, die an der Feier teilgenommen hatte, und riefen sie an. Doch ihre Reaktion war zunächst verhalten. Sie war ganz offensichtlich skeptisch und fragte genau, was wir vorhatten; schließlich war sie von einigen Medienvertretern kontaktiert worden und hatte sich eine gewisse Vorsicht zugelegt. Als wir dann von unserer Studie erzählten und versicherten, sorgsam mit den Daten umzugehen, war sie hilfsbereit. Als Nächstes nahmen wir per WhatsApp Kontakt zu den Veranstaltern auf. Auch sie waren sehr entgegenkommend und gaben uns Namen von Mitwirkenden und Leuten, von denen sie wussten, dass sie auf der Feier gewesen waren. Mit der Vereinsspitze war das der Beginn einer engen Zusammenarbeit, die uns viele Türen öffnete und enorm half bei der Durchführung der Studie. Schließlich bekamen wir eine Liste der Sitzungsteilnehmer, ergänzten sie mit den Namen, die wir schon herausgefunden hatten, und kamen so schnell auf 350 Personen.

Interessanterweise stellten wir später fest, dass es bei dieser Liste nur zu minimalen Überschneidungen mit der Probandenliste der Dunkelzifferstudie kam, die ja eine zufällige, repräsentative Stichprobe aus dem Landkreis umfasste. Lediglich drei oder vier Personen waren sowohl in der Stichprobe der großen Heinsberg-Studie als auch in dieser Einzelstudie zur Kappensitzung aufgeführt. Bei ihnen musste für die Einzelstudie lediglich der spezifische Extrafragebogen ausgefüllt werden, alle anderen Daten und auch die Ergebnisse der PCR und des Antikörpertests konnten wir aus der Dunkelzifferstudie übernehmen.

In dem Einladungsschreiben, das wir nun verschickten, baten wir noch darum, jeden zu informieren, der ihres Wissens nach bei der Feier gewesen war; auch ihre Familienangehörigen sollten sie bitte mitbringen. Und die Leute schrieben sich die Finger wund, kontaktierten, wer ihnen nur einfiel, fragten nach, ob man jemanden kenne, der sicher dabei gewesen sei, sprachen mit Freunden und Familie, Tanzgruppen und Musikern. In der Studienzentrale der Universitätsklinik hatte man uns noch vor Enttäuschung gewarnt, dass wir mit einer niedrigen Rücklaufquote rechnen müssten; für gewöhnlich belief sie sich bei vergleichbaren Studien auf 50, höchstens 60 Prozent. Umso überraschter waren wir, als uns stattliche 411 Zusagen erreichten. Selbst die Mädchen einer Tanzgruppe aus dem Nachbardorf waren dabei und wurden von ihren Müttern extra zur Jakob-Muth-Schule gefahren. Wir hatten bei 350 schriftlichen Einladungen allein durch die Mundpropaganda und das große Engagement der Bevölkerung die Rücklaufquote von 100 Prozent noch weit übertroffen. Da wir von 200 Teilnehmern ausgegangen waren, mussten schon am zweiten Tag der Studie neue Päckchen mit Fragebögen und Testkits gepackt werden, um alle Probanden aufnehmen zu können.

Warum machten die Menschen so bereitwillig mit, fragten wir uns. Zum einen hatten wir uns mittlerweile im Landkreis einen Namen gemacht. Dass wir mit wissenschaftlichen Methoden versuchten, die Entwicklung von Lösungswegen in der Pandemie zu befördern, traf auf breite Zustimmung. Doch auch das negative Image, das dem Ort seit dem Coronaausbruch anhaftete, spielte eine Rolle. Man wollte sicher auch das mediale Bild von Gangelt geraderücken und klarstellen, dass die Kappensitzung eine ganz normale Veranstaltung gewesen war und kein ausgeufertes Gelage mit irgendwelchen Exzessen. Wenn wir mit der Studie vielleicht etwas dazu beitragen konnten, den beschädigten Ruf wiederherzustellen – so dachten viele –, war man dabei.

Gemeinsam mit den Veranstaltern hatten wir uns früh darangemacht, die Karnevalssitzung sowohl zeitlich als auch räumlich zu rekonstruieren. In langen Gesprächen erläuterten sie uns das Programm und Setting der Feier: Wer war wann und mit wem auf der Bühne gewesen, wann waren die Karnevalsvereine von außerhalb dazugestoßen, wann die Büttenredner ans Mikrofon getreten, und wie waren die Tanz- und Musikgruppen zusammengesetzt.

Um 19.11 Uhr hatte man karnevalsgemäß gestartet und mit

einer halbstündigen Pause um 21.20 Uhr bis Mitternacht gefeiert; danach hatten sich die Verantwortlichen ans Aufräumen gemacht, das weitere Stunden in Anspruch nahm. Aber auch schon ein, zwei Stunden vor dem eigentlichen Beginn waren etwa 20 bis 30 Leute vom Organisationskomitee in der Halle gewesen, um Bühne und Tische aufzubauen und den Saal festlich zu schmücken. Dann ging es los: Den Anfang machten die »Langbröker Dicke Flaa«, die in Begleitung einer Tanzgruppe feierlich einmarschierten. Es folgten der Elferrat und schließlich das Prinzenpaar, womit die Veranstaltung feierlich eröffnet war. Den ganzen Abend über gab es ein bunt gemischtes Programm mit traditionellen Tanzgarden, Büttenreden und viel Musik. Den Abschluss gaben die »Fire Flames«, eine lustige Tanzgruppe aus 12 Mädchen zwischen 10 und 14 Jahren. Danach ging es für die meisten nach Hause, für manche auch noch weiter durch die nächtlichen Straßen.

Neben dem genauen Ablauf der Veranstaltung erklärte uns der Vereinsvorstand anhand zahlreicher Fotos die räumlichen Verhältnisse: Das Bürgerzentrum war in einem Flachbau untergebracht, der einen fast quadratischen Festsaal mit abgehängter Holzdecke zur Verfügung hatte, in dem gefeiert worden war. Die Decke des etwa 24 mal 17 Meter großen Raums war mit kassettenartigen Holzfeldern gestaltet und so regelmäßig angelegt, dass sie eine gute räumliche Orientierung bot. Wir inspizierten den Raum dahingehend, wo die Tische und Bänke, der Ausschank und die Bühne gestanden hatten, wo sich Luftfilter befunden hatten, wo die Menschen hereingekommen waren und wo sie den Raum verlassen hatten. Auf diese Weise konnten wir einen ziemlich exakten maßstabsgetreuen Saalplan anfertigen. Wir nahmen ihn ins Studienprotokoll auf und legten ihn gemeinsam mit dem Fragebogen unseren Probanden vor, als sie in die Schule kamen. Auf unsere Bitten hin markierten sie in dem Plan den Sitzplatz, den sie an dem Abend eingenommen hatten. Mit dieser Skizze konnten wir nun verorten, wer wo gesessen und mit wem wann und wie eng in Kontakt gekommen war. Nach und nach vervollständigte sich das Bild.

Infektionswahrscheinlichkeit und die Rolle
der Lüftungsanlage

Zu Beginn unserer Studie zu den Übertragungswegen von SARS-CoV-2 hatten wir einige Hypothesen formuliert, die wir überprüfen wollten. Wissenschaftlich diskutiert wurden vor allem zwei Annahmen: die eine betraf die Lüftung. Wir wollten herausfinden, ob es einen Zusammenhang gab zwischen der Wahrscheinlichkeit, sich zu infizieren, und dem Platz, an dem man gesessen hatte. Ob es von Nachteil gewesen war, bei der Zuluft zu sitzen, dort also, wo die Lüftungsanlage Luft nach der Umwälzung in den Raum blies – soweit man das sagen konnte. Denn der Saal war mit einer ganz normalen, standardmäßigen Lüftungsanlage ausgestattet, wie für Räume dieser Art üblich. Sie besaß keine speziellen Virenfilter, wie die später viel diskutierten HEPA-Filter, und versorgte den Raum nur mit mäßig frischer Luft. Professor Exner, der leitende Hygieniker unserer Universität, hatte die Filteranlage in Augenschein genommen.

Wir berechneten die genauen Abstände einzelner Personen zur Zuluft oder Abluft – dort, wo die Raumluft eingesaugt worden war – und prüften, ob ein Zusammenhang mit der Infektionswahrscheinlichkeit festzustellen war. In dieser Frage zeigte sich die Komplexität wissenschaftlicher Untersuchungen und statistischer Analyseverfahren, in die sehr viele Faktoren einfließen. Zwar war ein Zusammenhang erkennbar, dass nämlich unter den Personen, die nah an der Abluft gesessen hatten, weniger Infektionen stattgefunden hatten, doch wie signifikant solche Ergebnisse waren, mussten wir durch verschiedene statistische Berechnungen noch feststellen. Faktoren wie die Bewegungsprofile der einzelnen Teilnehmer, wer also zwischendurch aufgestanden und herumgelaufen oder sich gar umgesetzt hatte, mussten beispielsweise berücksichtigt werden, denn sie konnten einen nicht unerheblichen Einfluss auf das Ergebnis der Analyse haben.

Doch im Bild gefasst, konnte man förmlich sehen, wie die Luft in den Raum hineingeströmt war und ihn wieder verlassen hatte. Denn mein Doktorand hatte ein farbliches Profil der Infektionen im Raum angefertigt, indem er die Tische und Sitzplätze einer Farbe zuwies, die mit dem prozentualen Anteil an festgestellten Infektionen korrespondierte. Und es zeigte sich ein deutlicher Farbverlauf, der sich wellenförmig von der einen Seite des Raums, an der die Luft angesogen worden wurde, zur anderen Seite, wo die Luft mit etwas Frischluft wieder hinausgepustet wurde, erstreckte. Eine klare räumliche Verteilung des Infektionsgeschehens im Bild. Es gab eine größere Anzahl an Infektionen bei der Zuluft als bei der Abluft. Ein Tisch mit vielen Infizierten stand dabei im Zentrum des Ausbruchsgeschehens. Dort war die Luft wahrscheinlich angesogen und über die Röhren als Zuluft über dem Ausschank wieder ausgegeben worden, wo sich die meisten am Ende infiziert hatten.

Bei der zweiten Annahme, die wir überprüfen wollten, ging es um den Abstand zwischen den Personen. Da die Infektion wohl über Tröpfchen erfolgt war, gingen wir davon aus, dass der Abstand zwischen den Gästen bei der Virusübertragung eine Rolle gespielt hatte. Um diese Hypothese zu untersuchen, analysierten wir den Moment am Ende der Feier, in dem fast alle Akteure, der Elferrat, die »Langbröker Dicke Flaa«, die meisten Tanzgruppen, Sänger und Musiker zu einem gemeinsamen Abschlusslied auf der Bühne zusammengekommen waren. Sie alle hatten über einige Zeit eng beieinandergestanden, dabei laut gesungen, gelacht, gerufen. Von Studien wusste man bereits, dass die Lautstärke beim Singen ebenfalls eine Rolle bei der Tröpfchen- und Aerosolübertragung spielt, und auch deshalb war diese Szene für unsere Analyse geeignet. Und tatsächlich zeigte sich, dass unter den Karnevalisten, die das Abschlusslied auf der Bühne gesungen hatten, mehr COVID-19-Infektionen auftraten als im Durchschnitt der Feiernden auf der Kappensitzung.

Auch viele Frauen einer Tanzgruppe zeigten eine Immunantwort im Blut, was leicht nachvollziehbar war, hatten sie sich doch an dem Abend gemeinsam gut amüsiert und eng zusammen auf der Bühne gestanden. Auch schon Tage vor der Kappensitzung waren sie zusammengetroffen und hatten ihren Auftritt geprobt. Ob sie sich nun allerdings an dem Abend oder davor infiziert hatten, konnten wir nicht sagen.

Interessant war in diesem Zusammenhang auch die Pause auf der Feier. Sie hatte zwischen 21.20 und 21.50 stattgefunden, und viele waren nach draußen gegangen, um zu rauchen oder am Imbisswagen nebenan eine Kleinigkeit zu essen. Wir wussten bereits, dass jemand, der lange da gewesen war und viel gefeiert hatte, ein höheres Infektionsrisiko hatte als jemand, der die Veranstaltung nur kurz besucht hatte. Auch zeigte sich in dieser Studie wie schon in der Dunkelzifferstudie, dass sich Menschen statistisch weniger infizierten, wenn sie rauchten. Doch fatalerweise hatten die Raucher, die sich trotzdem infizierten, dann meistens einen schweren Verlauf. Ein Vabanquespiel. Die Infektionswahrscheinlichkeit – das konnten wir statistisch klar belegen – stieg an mit der Verweildauer auf der Feier. Über die Abfrage der Zeiten, wann eine Person gekommen und wann sie gegangen war, konnten wir diesen Zusammenhang benennen. Unter den Menschen, die lediglich jemanden hingebracht oder abgeholt hatten, gab es so gut wie keine COVID-19-Infektionen. Auch unter den Eltern mit kleinen Kindern, die die Sitzung früh verlassen hatten, manchmal schon um acht oder neun Uhr, waren nur vereinzelte Infizierte. Wer allerdings die ganze Zeit im Bürgersaal gewesen war, von nachmittags um fünf bis morgens um eins oder zwei, der aufgeräumt und mit auf- und abgebaut hatte, war mit hoher Wahrscheinlichkeit infiziert.

Mit der Pause war es etwas schwieriger. Auch wenn wir feststellen konnten, dass es weniger Infektionen unter den Personen gab, die den Raum in dieser halben Stunde verlassen hatten, war ein direkter Zusammenhang doch kaum nachzuweisen. Das Problem lag darin, dass wir in der Studie keine zeitliche Abfolge der Infektion aufzeigen konnten. Das Einzige, das wir mit Sicherheit sagen konnten, war, dass jemand zu irgendeinem früheren Zeitpunkt als die Testung infiziert gewesen war – wenn wir in seinem Blut Antikörper gefunden hatten. Also auch Tage nach der Feier. Wann genau er sich aber infiziert hatte, war unmöglich festzustellen.

Eine zeitliche Abfolge hatten wir also nicht, und auch bei der räumlichen Verteilung der Menschen gab es viele unterschiedliche Aussagen, die schwer zusammenzubringen waren. Manchmal erinnerten sich die Teilnehmer nicht mehr genau, manchmal lag ein Schluss wie das enge Tanzen einer Gruppe zwar nahe, aber dass sich die Tänzerinnen nicht doch woanders angesteckt hatten, konnte man nicht ausschließen.

Bei den Berechnungen arbeiteten wir mit sogenannten Aktionsscores, also Angaben der Studienteilnehmer zu ihrem Verhalten auf der Feier. Darüber ließ sich relativ leicht und direkt die Aussage ableiten, dass jemand, der aktiv gefeiert hatte, also mit vielen Menschen in engen Kontakt gekommen war, getanzt, gesungen und karnevalistisch gebützt hatte, sich eher mit COVID-19 angesteckt hatte, als jemand, der weniger umtriebig gewesen war. Alkohol – das konnte man klar feststellen – hatte keinen Einfluss auf das Infektionsgeschehen gehabt. Einen Nachweis, dass es unter den Personen, die viel Alkohol zu sich genommen hatten, vermehrt Infektionen gab, ließen die Zahlen nicht zu.

Festgestellt hatten wir die Infektionen über die Testung auf Antikörper im Blut unserer Studienteilnehmer. Rund 44 Prozent aller Probanden waren hier positiv, hatten also bereits eine Infektion durchgemacht und nun Immunantworten im Blut. Schwieriger war es mit den PCR-Tests gewesen, mit denen wir die akuten COVID-19-Infektionen ermitteln wollten: Wir hatten lediglich 10 positive Testergebnisse. Ein Grund bestand sicher darin, dass viele der Probanden schon bei der Kappensitzung infiziert gewesen waren und nun Antikörper im Blut hatten und keine akute Infektion mehr hatten. Der zweite Grund für diese niedrige Quote aber war, dass etwa ein Drittel der Teilnehmer den PCR-Test abgelehnt hatte. Auf dieses Phänomen sollte ich auch bei meiner nächsten Studie stoßen: Viele im Kreis Heinsberg hatten bereits eine lange Zeit in Isolation verbracht, sodass sie befürchteten, bei einem positiven PCR-Test erneut in Quarantäne geschickt zu werden. Das aber wollten sie nun vermeiden. Manche der Teilnehmer dieser Studie hatten sich direkt nach der Kappensitzung in Isolation begeben müssen und zum Teil danach noch einmal – zusammengenommen machte das vier bis sechs Wochen. Sie hatten einfach genug. Bei ihnen machten wir keinen Rachenabstrich, sondern nahmen nur Blut ab für den Antikörpertest.

Woher kam das Virus – Die Suche nach dem Superspreader

Neben den Übertragungswegen und Infektionsketten beschäftigte uns ganz zentral die Frage danach, wie SARS-CoV-2 in die Bürgerhalle hineingetragen worden war, wo es sich dann so rasant unter den Feiernden verbreiten konnte, und auch, ob es einen oder mehrere Infizierte gegeben hatte. Wieder war uns der Saalplan behilflich, der akribisch aufzeigte, in welchem Abstand die Leute zueinander, zu den Tischen der anderen oder der Bühne gesessen hatten. Wir versuchten festzustellen, ob es eine Person gab, die von besonders vielen Menschen umgeben gewesen war, bei denen wir durch die Antikörper nachweisen konnten, dass sie sich infiziert hatten. Die Analyse der Daten zeigte deutlich, dass es den einen statistischen Ausreißer nicht gab. Die These, das gesamte Infektionsgeschehen auf der Kappensitzung könne auf einen Superspreader zurückgeführt werden, konnten wir nicht belegen.

Unabhängig davon hatten wir durch die Befragung der Teilnehmer festgestellt, dass nicht nur eine Person schon auf der Veranstaltung für COVID-19 typische Krankheitssymptome gezeigt hatte. Es gab eine ganze Reihe von Feiernden, die unter Geruchs- und Geschmacksverlust gelitten hatten, doch auch diese konnte man nicht eindeutig als Superspreader identifizieren. Am wahrscheinlichsten war, dass mehrere Menschen das Virus hineingetragen hatten. Es ließ sich wissenschaftlich nicht klar nachzeichnen, auf welchem Weg das SARS-CoV-2-Virus auf die Karnevalsveranstaltung in Gangelt gekommen war. Es war aller Voraussicht nach schon vor dem Karnveal im Ort gewesen, wahrscheinlich auch schon länger in der Region Heinsberg, und seit Tagen in der Gemeinde virulent, hatte aber nur milde und asymptomatische Krankheitsverläufe hervorgerufen und war daher unentdeckt geblieben. Hinweise darauf gab es. So waren waren viele hier direkt nach dem Karneval krank geworden, oft schon einen Tag später. Das passte nicht zu der Inkubationszeit von mehreren Tagen, die wir für COVID-19 annahmen. Und Ende Januar war, so hieß es, eine ganze Schule mehr oder weniger lahmgelegt und fast alle Kinder und Eltern krank gewesen. Ob es sich hier schon um COVID-19 gehandelt hatte, war allerdings nicht bekannt.

Die Kappensitzung war wissenschaftlich betrachtet ein komplexes Geschehen gewesen, bei dem sich direkte Zusammenhänge zwischen einzelnen Faktoren nur schwer nachvollziehen oder gar belegen ließen. Hatte eine Person sich mit einer anderen ein Getränk oder etwas zu essen geteilt, war danach im Saal herumgelaufen, hatte hier und da Bützchen verteilt und sechs Stunden lang mit verschiedenen Karnevalisten getanzt, konnte man die anschließende Infektion nicht allein auf einen Faktor zurückführen. Wir hatten es mit einer Gemengelage an Einflussgrößen zu tun. Auch die Gläser und das Spülwasser waren nur ein kleiner Teil im Gesamtgeschehen und konnten aber nicht als Übertragungsobjekte identifiziert werden.

Von den 411 Teilnehmern unserer Studie kamen 300 aus Gangelt, 100 aus Heinsberg und lediglich 11 aus entfernteren Regionen, darunter Belgien; dabei handelte es sich um ehemalige Heinsberger, die gekommen waren, um ihre Familien zu besuchen. 90 Prozent unserer Probanden waren also direkt aus Langbroich. Viele von ihnen hatten auch in der nächsten Woche noch auf den Karnevalssitzungen der Nachbargemeinden mitgefeiert, aber in die Karnevalsmetropolen Köln oder Aachen war kaum jemand gefahren. Ob oder wie sich das Infektionsgeschehen vom Landkreis aus weiterentwickelt hatte, war kaum abzuschätzen.

Die Kappensitzungsstudie ist auch ein Beispiel dafür, wie kompliziert sich wissenschaftliches Arbeiten gestalten kann. Es gibt wissenschaftliche Studien, die so klare Ergebnisse aufzeigen, dass man sie direkt veröffentlichen kann, und es gibt Studien, die sich als komplizierter erweisen und keine eindeutigen Zusammenhänge unmittelbar darlegen. Auch das gehört zum wissenschaftlichen Alltag.

AHA-Regeln und schließlich L

Übertragungswege und Infektionsketten waren seit Anfang der Pandemie von größtem Interesse, um das Infektionsgeschehen eindämmen zu können. Und auch unsere Analyse der Kappensitzung hatte die Gefahr von vielen Virusübertragungen bei Feiern in einem geschlossenen Raum, wenn Menschen singen, laut sprechen und lachen, noch einmal deutlich gezeigt. Es brauchte nur einen oder einige wenige Infizierte, und schon geriet die Situation außer Kontrolle.

Dabei ging es um die Tröpfchenübertragung und die Infektion über Virus in der Raumluft. Um das zu verstehen, kann man sich den Menschen wie eine Sprühflasche vorstellen. Beim Sprechen werden Tröpfchen aus dem Mund in die Luft gesprüht. Dabei fallen die großen Tropfen direkt zu Boden – je größer sie sind, umso schneller stürzen sie herunter. Die kleinen und ganz feinen Tröpfchen hingegen bleiben als Aerosole in der Luft hängen wie feiner Dunst. Befindet man sich draußen im Freien, fliegen diese Tröpfchen durch die Luftbewegung schnell davon, fallen direkt zu Boden oder trocknen aus. Denn sobald Sonnenlicht auf sie trifft, setzt die Verdunstung ein, und die Viren sterben quasi ab. Anders als an der frischen Luft können sich in geschlossenen Räumen Virenpartikel länger halten, da hier all diese Faktoren wie Luftbewegung, Wind oder Sonneneinstrahlung wegfallen. Auch beim Rauchen sieht man, wie die Rauchschwaden in der Luft stehen und so selbst noch über Stunden erkennbar sein können, im Freien sind sie meistens sofort verflogen. So steigt in den Innenräumen die Wahrscheinlichkeit, dass ein anderer in Berührung mit solchen Aerosolwolken kommt und Viren über die Luft aufnimmt.

Schon früh im Pandemiegeschehen war der Tröpfchenübertragung bei COVID-19 Rechnung getragen worden, und man hatte allgemeine Hygieneregeln formuliert und ausgegeben: Husten- und Niesetikette, zu Hause bleiben, wenn man sich krank fühlt, und Abstand halten. Denn der Mensch als Virensprühflasche bewegt um sich eine Wolke an Tröpfchen, wenn er spricht; je weiter weg man ist, desto weniger und kleinere Tröpfchen können einen erreichen. Und so stellte man die Richtlinie von einer Entfernung über 1,50 Meter als Abstandsregel auf. In der Folge entstanden Abstandsmarkierungen vor den Kassen der Supermärkte oder anderer Einkaufsläden, neue Begrüßungsrituale auf Abstand wurden entwickelt und Umarmen oder gar Küsschengeben zu No-Gos erklärt. Man winkte sich zu, stieß zur Begrüßung die Ellbogen aneinander, benutzte das japanische Verbeugen oder die thailändische Betendehandform; selbst beim gemeinsamen Spaziergang hielt man eine gute Distanz. Es war schon erstaunlich, wie schnell diese Veränderungen sich unseres Alltags bemächtigten, sodass einem bald Fotos von dicht gedrängten Menschen in überfüllten Cafés oder Einkaufspassagen noch vom letzten Jahr seltsam vorkamen.

Und tatsächlich ließ sich die Wirksamkeit dieser simplen Maßnahme des Abstandhaltens zwar nicht exakt messen, aber zumindest einschätzen. Seit Vorgabe des Social Distancing verzeichnete das Robert Koch-Institut einen Rückgang an grippalen Ansteckungen: In der zweiten Märzwoche (vom 14. bis 20. des Monats) sank in ganz Deutschland die Zahl der bestätigten Grippeneuinfektionen gegenüber der Vorwoche um die Hälfte, von 18 818 auf 9878 Fälle. Und auch im Herbst 2020 sollten sich die Effekte zeigen: Im November, in der 40. bis 44. Kalenderwoche, lag die Anzahl bestätigter Influenzainfektionen bei gerade einmal 67 (bundesweit) gegenüber 444 Fällen im selben Zeitraum ein Jahr zuvor. Und selbst wenn bei den Grippezahlen immer eine ganze Reihe von Faktoren eine Rolle spielen wie beispielsweise, um welches Virus es sich in einer Saison handelt (20/21 Subtyp B), oder die Impfquote (gegen Subtyp B sehr hoch) und als die großen Grippemonate der Januar und Februar zu nennen sind, so konnte man an der deutlichen Abweichung der Infektionszahl vom Vorjahr doch den Einfluss der Hygieneregeln ablesen.

Zu den allgemeinen Hygieneregeln, die sich mehr und mehr durchsetzten, zählten auch die einfache Regel des sorgfältigen Händewaschens, das Tragen von Alltagsmasken und schließlich, als es kälter wurde und sich die Menschen zunehmend in geschlossenen Räumen aufhielten, das regelmäßige Lüften, am besten in Form des Stoßlüftens alle 15 Minuten.

Als neu und ungewohnt, aber effektiv erwies sich dabei auch das Tragen von Alltagsmasken. Aus virologischer Sicht hielt man einfache Stoffmasken anfänglich für wenig wirksam und dachte, dass mindestens eine FFP2-Maske vonnöten sei, um sich vor einer COVID-19-Infektion zu schützen. Dem lag die einfache Annahme zugrunde, dass das Virus in großer Anzahl einen Weg durch die Poren einer gewöhnlichen Alltagsmaske findet. Wenn man sich den Erreger wie einen Fußball vorstellt und die Pore wie ein Tor, dann wird deutlich, dass etwa 80 Fußbälle durch ein Tor und somit auch Mengen von Viren durch eine Pore passen. Doch diese Vorstellung erwies sich als falsch. Im späteren Verlauf der Pandemie setzte sich die Erkenntnis durch, dass auch einfache Alltags- wie Stoffmasken einen Effekt zeigen, da die Viren nicht allein, sondern in Klumpen durch die Luft fliegen, in Aerosolen und Tröpfchen zusammengeschlossen, und daher rein physikalisch auch von Masken mit größeren Poren abgehalten werden, durch die das einzelne Virus durchgedrungen wäre.

In Asien ist das Tragen von Alltags- oder OP-Masken sehr viel gängiger. Das war auch schon vor der Pandemie so. Das Phänomen des Tragens von Masken zum Schutz vor Krankheit hat dort Tradition, und man nimmt an, dass sie bei der Pestepidemie in der Mandschurei im Winter 1910 entstand, bei der etwa 60 000 Menschen starben. Der chinesische Arzt Wu Liande entwickelte damals die Theorie, dass der Pesterreger von Mensch zu Mensch und durch die Luft übertragen wird. Er brachte nicht nur Ärzte, Pfleger und Patienten dazu, Masken zu tragen, sondern auch die Bevölkerung.

Seitdem werden Masken in Asien aus verschiedenen Gründen getragen. Häufig, weil man eine Erkältung hat und seine Mitmenschen schützen will. Oder aber, weil man sich vor Luftverschmutzung oder üblen Gerüchen selbst schützen möchte. Manchmal dient die Maske auch als soziale Barriere, um sich zu verkleiden oder zu signalisieren, dass man keinen Kontakt will. Aus diesen Gründen musste das Tragen einer Maske in China nicht behördlich angewiesen werden, und so ging die Mitteilung der Gesundheitsbehörde in Wuhan vom 31. Dezember 2019, in der zum Tragen einer Gesichtsmaske geraten wurde, im Gewusel der vielen Nachrichten unter.

In Deutschland hatte Jena am 6. April als erste Stadt eine Maskenpflicht beim Einkaufen und im öffentlichen Nahverkehr eingeführt – lange vor allen anderen. Die Maske, die in Asien eine Verhaltensregel symbolisiert, nämlich die Pflicht, die Gemeinschaft zu schützen, und eine Erwartungshaltung, wie man von anderen behandelt werden möchte, wurde in Europa eher mit Empörung und Skepsis aufgenommen. Dabei galt als bewiesen, dass Masken dazu beitragen können, die Gefahr einer COVID-19-Erkrankung zu verringern. Wenig später empfahl auch das RKI das Tragen einer Mund-Nasen-Bedeckung in bestimmten Situationen.

Mit dem Virus leben – Für einen neuen Umgang mit der Pandemie

Mai 2020. In Deutschland begannen die Infektionszahlen kontinuierlich zu sinken. Das ist typisch für Coronaviren. Sie steigen steil im Herbst und Winter an und fallen von März bis Mai langsam ab. Auf und ab. Wie eine Dauerwelle. Auch wenn wir irgendwann das Virus eingedämmt haben und die Pandemie nicht mehr im Vordergrund steht, werden die Zahlen – vielleicht auf niedrigerem Niveau – hoch- und runtergehen.

Die Heinsberg-Studien der letzten Monate waren zu Ende, und am 4. Mai gingen wir an die Öffentlichkeit, um den Abschlussbericht unserer »COVID-19 Case-Cluster-Study« vorzustellen. Bis dahin sollten wir alle unsere Studien aus Heinsberg dann vorgestellt haben, mit Ausnahme derjenigen zur Kappensitzung, deren Auswertung noch nicht abgeschlossen war. Wir hatten uns dafür entschieden, die finalen Ergebnisse unserer Studien über das Science Media Center (SMC) zu präsentieren, eine Plattform mit Wissenschaftsberichterstattung für registrierte Journalisten, und zwar nur dort. Ich hatte aus den Erfahrungen mit der Vorstellung der Zwischenergebnisse gelernt.

Und so präsentierten meine Mitstreiter und ich den 129 Pressevertretern, die zugeschaltet waren, den Abschlussbericht. Er basierte auf der Auswertung der Daten aller 919 Teilnehmer, während im Zwischenbericht nur etwa die Hälfte der Probanden berücksichtigt werden konnte. Wir stellten im Detail die verschiedenen Ergebnisse vor. In Bezug auf die Sterblichkeitsrate kamen wir im Endbericht mehr oder weniger zu dem gleichen

Ergebnis wie schon im Zwischenbericht. Zudem zeigten wir, dass jede fünfte Infektion ganz ohne Symptome verläuft, Menschen mit Vorerkrankungen und höheren Alters ebenso häufig infiziert sein können wie jüngere Menschen, aber dass Vorerkrankungen und hohes Alter nicht zwingend zu einem schweren Verlauf führen. Denn die Rate von asymptomatischen Krankheitsverläufen war in allen Gruppen gleich. Wir fanden einen Trend zu weniger Infektionen bei Kindern, jedoch hatten zu wenige Kinder an der Studie teilgenommen. Viele Eltern wollten nicht, dass ihren Kindern Blut abgenommen wird. Auch fanden wir heraus, dass der Clustereffekt in Familien für SARS-CoV-2 sich genauso verhielt wie bei allen respiratorischen Viren und dass nicht alle Angehörigen automatisch infiziert sind, wenn ein Familienmitglied das Virus in sich trägt.

Bis zur Veröffentlichung sollte es noch etwa ein halbes Jahr dauern, denn zuvor musste das Manuskript die üblichen wissenschaftlichen Prüfungsverfahren durch unabhängige Forscher durchlaufen. Das gilt für jede Studie und ist deshalb so wichtig, weil andere Wissenschaftler sich ein Bild machen, ob wissenschaftlich sauber gearbeitet wurde, und vor allem auch, ob die Daten richtig interpretiert wurden, die Studie also wissenschaftlich belastbar ist. Das System ist bei Weitem nicht perfekt, da auch die Gutachter und anderen Forscher nur Menschen sind. So werden im schlimmsten Fall Studien durchgewinkt, die grob fehlerhaft sind und später dann zurückgezogen werden müssen. Auf der anderen Seite werden wichtige Erkenntnisse auch mal mit fadenscheinigen Begründungen abgelehnt.

Tatsächlich sind einige der bedeutendsten Entdeckungen dieses und des letzten Jahrhunderts nicht in Journals mit hohem Wirkungsfaktor, dem sogenannten Impact-Faktor veröffentlicht worden; dieser Wert bemisst sich an der Anzahl der Leser und der Häufigkeit, mit der ein Journal in wissenschaftlichen Publikationen zitiert wird. Mehr noch, einige der Arbeiten wurden sogar von den Gutachtern und Editoren der Zeitschrift immer wieder abgelehnt. So reichte Peter Higgs 1966 seine Theorie des Higgs-

Modells beim Journal *Physics Letter* ein, und sein Paper wurde sofort abgelehnt. 2012 gelang es in der Großforschungseinrichtung CERN der Europäischen Organisation für Kernforschung, die Existenz der Higgs-Teilchen zu beweisen, und Peter Higgs erhielt 2013 zusammen mit François Englert hierfür den Nobelpreis für Physik. Leland H. Hartwells Arbeit und seine Entdeckung der Zellzyklusteilung, für die er 2001 den Nobelpreis bekam, wurde vom Journal *Science* ohne Prüfung und ohne Begründung abgelehnt. Und Bruce Glick konnte seine Erkenntnisse zur B-Zell-Immunologie 1956 nur in der unbeachteten Zeitschrift für Geflügel *Poultry Science Journal* unterbringen; doch erst sie brachten Max Cooper auf die Idee, dass es noch weitere Lymphozyten außer den T-Zellen im Blut gibt. Dabei handelt es sich um Motoren der Antikörper, die auch bei der Erforschung von SARS-CoV-2 eine große Rolle spielen.

So wie es in den letzten Jahrzehnten den Ikonen der Forschung erging, hat fast jeder Wissenschaftler eine eigene Geschichte zu erzählen, in der eine Publikation vollkommen unbegründet abgelehnt wird. Publikationen, von denen man selbst glaubt, dass sie wichtig sind. Das kann bereits am Editor scheitern, also dem Redakteur des Fachjournals, bei dem man die Arbeit einreicht, oder auch mal an den eigenen Kollegen, denn der Begutachtungsprozess wird von Kollegen durchgeführt, mit denen man nicht zusammenarbeitet, die aber an ähnlichen Sachverhalten forschen. Der Editor schickt ihnen das Manuskript und bittet um ein zügiges Gutachten. Für dieses Gutachten wird man natürlich nicht bezahlt, es soll objektiv sein. Dennoch kann hier ein Interessenkonflikt vorliegen, wenn der Gutachter beispielsweise am gleichen Thema arbeitet. Vielleicht hat er entweder sogar die gleiche Idee gehabt oder aber ist zu anderen Ergebnissen gekommen. Der Gutachter hat also nicht immer ein Interesse daran, dass das ihm vorliegende Manuskript publiziert wird. Es kann ihm sogar vielmehr daran gelegen sein, die Veröffentlichung zu verzögern, sodass sein eigenes Manuskript zuerst erscheint. Natürlich sollte das nicht so sein. Der Gutachter sollte angeben, dass er in einem

Interessenkonflikt steht und daher das Manuskript nicht begutachten kann.

Man kann aber auch Glück haben, und die Arbeit gelangt an einen Gutachter, der einem wohlgesinnt ist und einen vielleicht sogar unterstützt. Es gibt hier und da sogar fast mafiöse Strukturen, wenn sich Gruppen zusammentun und sich gegenseitig als Gutachter vorschlagen. Auch wenn Journals und Zeitschriften dieses Problem erkannt haben, kommt es doch immer noch viel zu häufig vor. Aber alle Versuche, subjektive Beurteilungen zum Beispiel über Anonymisierung der Autoren zu unterbinden, waren bisher nicht erfolgreich. Die Szene ist klein, und so bleibt jede Veröffentlichung am Ende ein Vabanquespiel. Noch dazu werden immer mehr Studien überall auf der Welt zu SARS-CoV-2 veröffentlicht. Der Markt ist bereits gesättigt.

Eines der Heimatjournals der Virologen ist das *Journal of Virology* mit einem Impact-Faktor von 4,3. Er ist relativ niedrig, aber das liegt auch daran, dass es zudem das Heimatjournal für Veröffentlichungen über Viren ist, die nur wenige interessieren. Wie zum Beispiel das Tabakmosaikvirus. In Topjournals wie *Nature, New England Journal of Medicine* oder *Science* werden solche Themen meist nicht behandelt. Ist ein Bericht eingereicht, folgt der Reviewprozess: Prüfung durch externe Gutachter, Überarbeitung durch die Autoren und noch einmal abschließend den Editor. Es kann mehrere solcher Revidierungen geben, meistens zwei oder drei, bevor das Manuskript endgültig angenommen und veröffentlicht wird. Mein längster Reviewprozess dauerte 13 Monate, mein kürzester 2 Wochen. Unsere Studie wurde im Oktober 2020 im *Journal Nature Communications* (Impact-Faktor 12,1) angenommen und Mitte November ohne Veränderungen in den Kernaussagen publiziert.

Hygienekonzepte und kreative Lösungen

Als wir den Endbericht präsentierten, befand sich Deutschland immer noch im Lockdown, und die Folgen des wochenlangen Lahmlegens von weiten Teilen des gesellschaftlichen wie wirtschaftlichen Lebens wurden mehr und mehr spürbar. Für viele Unternehmen, Künstler, Theater, Kinos und Sportvereine ging es darum, wann sie den Betrieb wiederaufnehmen könnten und unter welchen Bedingungen. Die Veranstaltungsbranche litt ebenso wie Restaurants und Hotels stark unter den Beschränkungen; für eine ganze Reihe von ihnen war es trotz staatlicher Hilfen bereits eine Frage der Existenz. Konzerte, Theateraufführungen, Feste und Feiern – all das war seit Wochen nicht möglich, und so entwickelten immer mehr Veranstalter Hygienekonzepte, um wieder aufmachen zu können.

Dabei rückte die Frage nach den Übertragungswegen von SARS-CoV-2-Viren drinnen wie draußen in den Fokus des Interesses, und man versuchte, auf das Wissen, das jetzt schon zur Verfügung stand, aufzubauen. Die Nähe zu einem Infizierten, mangelnde Luftbewegung und das Fehlen einer Lüftungsanlage in geschlossenen Räumen erhöhen das Risiko einer Infektion, und die Viruslast, also die Menge an Viren, die weitergegeben wird, ist darüber hinaus entscheidend für den Krankheitsverlauf. Hier hatte nicht zuletzt unsere Studie zur Kappensitzung wichtige Hinweise geliefert.

Virologisch gesehen gibt es zahlreiche Verhaltensweisen, um Neuinfektionen zu erschweren, und sie wurden ja auch schon in der Breite angewandt. Viele einzelne Hygienemaßnahmen waren ergriffen worden, die jede für sich wirksam war, aber nur in der Gesamtheit Infektionen tatsächlich reduzieren konnten. Die AHA-Regeln waren nicht perfekt, aber ein Baustein in der Pandemiebekämpfung wie zudem HEPA-Filter für eine gute Durchlüftung geschlossener Räume, die plötzlich jeder haben und kaufen wollte. Auch Plexiglasscheiben in Restaurants können gemeinsam mit Masken für Personal und Gäste in Kombination mit Handdesinfektionsmitteln und vergrößerten Abständen zwischen den Tischen durchaus einen Effekt haben. Masken, Abstände, Lüftungskonzepte, Desinfektionsstationen – Ideen waren gefragt und wurden überall entwickelt.

Ich vertrat die Ansicht, dass ein gut konzipiertes Hygienekonzept geprüft und auch ausprobiert werden musste, ob es ein Konzert oder eine Aufführung ermöglichte, ohne dass sie eine Flut von Neuinfektionen nach sich zogen. Wir mussten verstehen, ob Veranstaltungen so funktionieren könnten oder eben auch nicht. Man sollte kreative Lösungen befördern und zulassen und überzeugenden, verantwortungsbewussten Ansätzen eine Chance geben. Warum nicht ausprobieren, ob ein Fußballspiel möglich ist mit stark ausgedünntem Publikum? Oder einer Kleinkunstbühne die ersehnte und dringend benötigte Aufführung vor wenigen Besuchern mit Masken und Abstand ermöglichen? Alles natürlich mit nötiger Vorsicht, Achtsamkeit und ohne fahrlässig zu sein.

Für mich hat ein solches Vorgehen nichts mit Experimentieren zu tun, sondern ist ein pragmatischer Ansatz, um Erfahrungen mit dem Virus zu sammeln und auch wieder mehr Leben zuzulassen. Man kann sich fragen, ob nicht auch der Lockdown ohne Alternativen ein großes Experiment ist. Denn wenn wir ehrlich sind, weiß bislang niemand, welcher Weg in der Pandemiebekämpfung der richtige ist. SARS-CoV-2 wird uns noch lange begleiten und beschäftigen, daher müssen Lösungen und Lösungsansätze her. Dabei ist es in Ordnung, Fehler zu machen. Nur aus Fehlern lernt man, und nur so entsteht ein Erkenntnisgewinn in der Wissenschaft. Auch Politiker müssen Fehler machen dürfen und die Erlaubnis haben, Fehler zu machen.

Und jede Räumlichkeit, jede Situation und Bedingung ist anders. Manchmal finden in Restaurants Übertragungen statt, meistens aber nicht. So konnte Studien zeigen, dass rund 15 Prozent der Neuinfektionen auf Pubs und Restaurants zurückzuführen sind. Das ist aber ohne Hygienekonzept der Fall, und häufig konnte dies auf schlechte Lüftung zurückgeführt werden. Dadurch ist auch zu erklären, dass der zweite Lockdown light im November 2020 nur einen geringen Effekt auf die Neuinfektionszahlen hatte.

Die Übertragungsmöglichkeiten von Neuinfektionen in Restaurants mit gutem Hygienekonzept wurden bisher noch nicht wissenschaftlich erforscht. Dabei ist dies dringend notwendig. Viele Einzelfälle ergeben ein Bild, Tausende Restaurantbesuche ohne Übertragungen ergeben ein Bild. All das sollte man wissenschaftlich begleiten, zusammentragen und dann Empfehlungen definieren. Nicht alle Veranstaltungen, Restaurants und Bars sind gleich, aber wir können Regeln benennen, die für alle gelten und eingehalten werden sollten.

Auch der Umgang mit Schulen muss differenziert betrachtet werden: Hier gibt es sehr unterschiedliche Positionen, und das Thema ist emotional derart aufgeladen, dass man mit Daten kaum noch argumentieren kann. Noch dazu ist die Datenlage nicht eindeutig und liefert keine klare Schwarz-Weiß-Antwort. Kinder sind Kinder unterschiedlichen Alters und verschiedener Physiognomie, und doch gelten sie allgemein als Virenschleudern. Dabei haben Studien gezeigt, dass kleine Kinder weniger ACE2-Rezeptoren im Rachen haben, über die das Virus in die Zellen eindringt und sich vermehrt. Daher ist anzunehmen, dass Kinder sich weniger leicht infizieren und das Virus dann auch weniger leicht weitergeben können. Zudem ist bei Kindern das Immunsystem stärker aktiviert, da sie häufiger Kontakt mit Krankheitserregern haben, und auch das kann bei der Abwehr von SARS-CoV-2 eine Rolle spielen. Es gibt immer mehr Studien zu der Frage, ob Kinder die Treiber im Infektionsgeschehen sind, doch bislang ohne eindeutiges Ergebnis.

Bei Jugendlichen und jungen Erwachsenen geht man hingegen davon aus, dass sie sich eher bereits so verhalten wie Erwachsene, denn so wie sich der Körper mit der Pubertät verändert, nimmt wahrscheinlich auch die Infektiosität zu. Schüler ist also nicht gleich Schüler – auch hier wäre eine differenzierte Betrachtung notwendig. Dies wird für viele Infektionen und Erreger unterschiedlich sein. Meist sieht man aber bei Kindern häufiger mildere Verläufe als bei Erwachsenen.

Ein anderes Streitthema ist die Übertragung im öffentlichen Nahverkehr. Es gibt Berichte über einzelne Übertragungen in Bussen und Bahnen; so standen beispielsweise Busfahrer in London unter Verdacht, das Virus verteilt zu haben. Die Vermutung, dass das Ansteckungsrisiko steigt, wenn man in einer schlecht gelüfteten Röhre wie einem U-Bahn-Waggon oder Bus eng beieinandersteht, liegt nah. Aber was war die Evidenz? In Paris wurde im Mai eine Studie durchgeführt, in der von 150 Coronavirusausbrüchen kein einziger auf den öffentlichen Verkehr zurückgeführt werden konnte. Insgesamt brachte man bis Juli nur 1 Prozent der Ausbrüche mit der Nutzung von Bus und Bahn in Verbindung – und das bei sehr hohen Infiziertenzahlen in Frankreich. Auch in Japan konnte kein Ausbruch trotz genauerem *contact tracing* auf den öffentlichen Verkehr zurückgeführt werden, und in England testete das Imperial College systematisch die Luft in der U-Bahn auf SARS-CoV-2 und wurde nicht fündig.

Dennoch: Im öffentlichen Nahverkehr fehlen die Luftbewegung und vor allem Filterung der Luft, hier sind Masken unersetzlich. Draußen im Freien hingegen muss man genau prüfen, ob Masken Sinn machen. Mit einer Mund-Nasen-Bedeckung bei Schlechtwetter über den leer gefegten Marienplatz in München zu spazieren ist wenig zielführend, dann lieber die Lunge einmal gut durchlüften. Kommen aber viele Menschen zusammen wie bei einer Demonstration oder auf gut gefüllten Einkaufsstraßen – dort eben, wo nicht Abstand gehalten werden kann, und in Innenräumen –, haben Masken durchaus einen Effekt.

Allerdings muss man sich immer auch darüber im Klaren sein, dass Alltagsmasken eine trügerische Sicherheit versprechen. Sie bieten keinen 100-prozentigen Schutz vor einer Infektion, und das sollte man bei seinem Verhalten immer mitbedenken. Auch das Tragen von Handschuhen vermittelt vielen ein Gefühl der

Sicherheit. Dabei liegt der einzige Effekt dieser Maßnahme, zumindest bei SARS-CoV-2, darin, dass man sich eher weniger ins Gesicht fasst und so seltener Viren zu den Schleimhäuten transportiert. Mehr nicht.

Infektionen finden verstärkt im privaten Bereich statt, weil dort Hygieneregeln wie Abstand halten oder Maske tragen kaum angewandt werden. Auch deshalb stellte sich schon früh die Frage, ob ein Restaurantbesuch mit dem Befolgen eines klaren Hygienekonzepts nicht besser geeignet ist, um Neuinfektionen zu verhindern, als eine private Feier, die ein deutlich erhöhtes Infektionsrisiko birgt.

Gerade im Sommer ist es sinnvoll, Dinge auszuprobieren; schließlich zeigt die Erfahrung, dass eine Infektion durch ein respiratorisches Virus in dieser Jahreszeit selten eine schwere Lungenentzündung auslöst. Auch verschwinden endemische Coronaviren im Sommer zwar nicht vollkommen, aber treten in weitaus geringerer Anzahl auf als im Winter. Deshalb hätte man den Sommer nutzen müssen, um Konzepte auszuprobieren. Der Sommer versprach Wege zu finden, mit dem Virus zu leben. Ein Impfstoff konnte kommen oder auch nicht. Es wäre gut gewesen, sich auf den Plan B vorzubereiten und sich zu freuen, wenn der Plan A doch klappen würde. Aber eine offene Diskussion über Langzeitstrategien war schwierig.

Das Virus wird schleichend politisch

Mitte März, als die Staaten Europas begannen, ihre Grenzen vorübergehend zu schließen, und dadurch erst sichtbar machten, wie eng verzahnt die Menschen hüben wie drüben miteinander sind, zeigte die Pandemie ihr Gesicht: Ein Virus sollte an den Landesgrenzen haltmachen, aber ein Virus macht keinen Halt an Grenzen, geschweige denn an Landesgrenzen. Überall kämpfte man gegen das gleiche Coronavirus, in Italien wie in Australien. Gewiss, im Labor konnte man es an einzelnen genetischen Fingerabdrücken vielleicht unterscheiden, aber nicht an den Eigenschaften. Das Virus war überall gleich. Das Virus in Nordrhein-Westfalen war wie auch das Virus in Bayern das SARS-CoV-2-Virus. Dennoch meinte man, jeder Ministerpräsident habe es in dieser Zeit mit einem anderen Virus zu tun. Während aus Bayern die Maßnahmen in Nordrhein-Westfalen und der angeblich laxe Umgang mit dem Virus kritisiert wurden, hatte man dort aber relativ und absolut die höchsten Infektionszahlen. Während Thüringen als unverantwortlich galt, war der Spitzenreiter bei Partys und Verstößen gegen die Coronaverordnungen aber Berlin.

Die Politiker suchten Rat bei der Wissenschaft, gerade die kleine Gruppe an Virologen in Deutschland war in den letzten Monaten in den öffentlichen Fokus gerückt. Plötzlich kannte jeder den Beruf des Virenforschers. Kaum eine Nachrichtensendung ohne Männer und Frauen in weißen Kitteln und mit einer Pipette in der Hand, die in sterilen Laboren Flüssigkeiten einfärbten, in Plastikbehälter füllten, nie gesehene Maschinen zum Laufen brachten und Teststreifen in die Kamera hielten. Aber auch die regelmäßigen Pressekonferenzen des RKI gehörten schnell dazu und die Auftritte von Politikern, flankiert von dem einen oder anderen Virologen oder Epidemiologen – gern auch mal Physiker oder Vertreter eher angrenzender als Kernwissenschaften in dieser Frage.

Man versuchte, die sich ständig verändernden Herausforderungen der Pandemie zu bewältigen und den Menschen zu erklären, welche neuen Erkenntnisse die Wissenschaft über SARS-CoV-2 gewonnen hatte, aktuelle Infektionszahlen einzuordnen und über die Situation an den Krankenhäusern auf dem Laufenden zu halten. Doch während am Anfang allein das Pandemiemanagement im Vordergrund stand, geriet die Debatte im späteren Verlauf nach und nach unter politische Einflussnahme. Es ging zunehmend mehr um die Aufmachung einer Entscheidung, wer sie präsentierte und in welcher politischen Gemengelage sie vorgebracht wurde, als um die Inhalte wie etwa ihre Wirksamkeit.

Angefangen hatte diese Entwicklung wohl mit den Querschlägen des bayerischen Ministerpräsidenten Söder gegen den NRW-Landeschef Laschet, die sich bald zu einem politischen Duell zwischen dem starken Mann im Süden, der für harte Einschränkungen plädierte, und dem laxen Vertreter im Westen, der angeblich vor allem für Lockerungen der Maßnahmen stand, auswuchsen. Es stellte sich der Eindruck ein, dass das Pandemiemanagement von politischen Interessenkonflikten überlagert wurde und eine Spaltung und Lagerbildung stattfand, in der auch die Virologen und anderen Experten bald der einen oder anderen Seite zugewiesen wurden. Mit dem Effekt, dass man sich gegenseitig immer weniger zuhörte und Vorschläge nicht geprüft, sondern reflexhaft torpediert wurden.

Diese schleichende Politisierung des Virus führte dazu, dass eine offene Diskussion über die Pandemie und Wege zu ihrer Eindämmung immer seltener zustande kommt. Und mehr noch: Jede kontroverse Debatte wird unterbunden. Anstatt eine vorbehaltlose Auseinandersetzung mit unterschiedlichen Positionen und Vorschlägen zu fördern, denkt die Politik in Lagern und grenzt kritische Stimmen aus. Anderslautende Einschätzungen sind nicht gefragt und werden heftig angegangen – und wer sie vertritt, wird je nach Position und Arbeitgeber auch schon mal strafversetzt oder dazu angehalten, sich öffentlich nicht mehr zu äußern. Oder er wird in die Nähe der sogenannten Coronaleugner gerückt, einer Gruppe von Verschwörungstheoretikern, der jeder Realitätsbezug verloren gegangen ist. Ich habe selbst E-Mails gesehen, die nicht für meine Augen bestimmt waren, in denen auch bekannte Kollegen versuchten, mich in Ecken zu rücken, in die ich nicht gehöre.

Die Wissenschaft lebt aber eigentlich von der kritischen Auseinandersetzung ohne Voreingenommenheit und ohne Dogmatik. Dogmatik in der Wissenschaft ist immer schlecht. Gerade Dogmas zu hinterfragen brachte oft die größten Erkenntnisse.

Von einer Annahme auszugehen und sie dann zu beweisen ist zwar Kern wissenschaftlichen Arbeitens. Ein wissenschaftlicher Durchbruch jedoch kommt häufig dann zustande, wenn eine bereits angenommene Erkenntnis hinterfragt wird, um etwas Neues zu beweisen.

Das Spannungsfeld entsteht aber noch an anderer Stelle. Die Gesellschaft erwartet Antworten, und das am liebsten in Schwarz-Weiß. Gibt es gesichert keine Übertragung im Freien? Kann man sich beim Einkaufen tatsächlich nicht anstecken? Dabei ist es unmöglich, das einzelne Risiko abzuschätzen. Auch in der Wissenschaft gibt es selten eine absolute Aussage. Es ist immer schwer, wenn nicht manchmal sogar unmöglich zu zeigen, dass etwas nicht ist, also beispielsweise ein Infektionsrisiko unter bestimmten Gegebenheiten nicht besteht. Leichter ist es zu sagen, wo gesichert ein Risiko besteht, und potenzielle Gefahren von etwas wie einem Superspreadingevent zu definieren. Es ist nicht die Aufgabe von Wissenschaft, fertige Lösungskonzepte zu liefern, sondern bestehendes Wissen zu überprüfen – und gegebenenfalls auch zu revidieren. Kritik, Zweifel, These und Antithese gehören ebenso dazu wie das Eingeständnis, auch mal falsch zu liegen.

Aber es läuft anders. Je höher die Infektionszahlen, umso größer der politische Handlungsdruck und umso niedriger die Bereitschaft, offen über verschiedene Herangehensweisen zu sprechen. Und die Folgen zeigen sich schon jetzt. Man hat es verpasst, über die langen Sommermonate hinweg unterschiedliche Strategien im Umgang mit der Pandemie zu entwickeln, und so stehen Politik und Gesellschaft auch Monate nach dem Coronaausbruch nur wenige Mittel zur Eindämmung von SARS-CoV-2 zur Verfügung.

Ein Beispiel dafür ist die alleinige Konzentration auf die Suche nach einem Impfstoff; andere ergänzende, langfristige Optionen wurden gar nicht erst diskutiert und folglich auch nicht ausreichend entwickelt. Ende 2020 sieht es so aus, als würde der Wunsch erfüllt werden, denn die Impfstoffentwicklung zeigt wider Erwarten in atemberaubender Geschwindigkeit gleich in mehreren Studien Erfolge. Doch auch mit den vielversprechenden Impfstoffen, die zu einem vorsichtigen Optimismus Anlass geben, sind noch viele Fragen verbunden. Abgesehen davon, dass gut ein Jahr vergehen wird, bis alle Impfwilligen allein in Deutschland die Impfung erhalten haben werden, vorausgesetzt der Impfstoff steht in ausreichender Menge zur Verfügung und die Infrastruktur zu seiner Verabreichung ist aufgebaut und stabil.

Die Impfung – Ein Baustein in der Pandemiebekämpfung

Der Plan A der Pandemiebewältigung ist ein Impfstoff gegen SARS-CoV-2. Gerade in der immer schneller werdenden, vernetzten globalisierten Welt, in der wir leben, ist ein Impfstoff mittlerweile der einzige effektive Weg, die todbringende Verbreitung von Erregern wie Zika, Ebola, Dengue oder HIV vollständig zu unterbinden. Und es ist klar, dass immer neue Viren hinzukommen werden. Impfungen sind eine der mächtigsten und wirkungsvollsten Erfindungen der Medizin. Milliarden von Menschen wurden damit vor vielen zum Teil tödlichen Erkrankungen bewahrt. Und viele andere Erkrankungen kennt man heute gar nicht mehr: Ertaubung nach einer Mumpsinfektion, Wundstarrkrampf infolge Tetanus oder Herzversagen durch Diphterie. Es gibt mittlerweile lizenzierte Impfstoffe gegen über 30 verschiedene Erreger. Die Kosten für die Produktion eines Impfstoffes liegen im Cent-Bereich, die Kosten für die Behandlung der oftmals tödlichen Erkrankung gehen pro Erkranktem in die Tausende.

Auf einen Impfstoff zu setzen ist wichtig in einer Pandemie, aber schwierig, wenn es darum geht, eine kurzfristige Lösung zu finden. Mit Geld kann der Erfolg oft nicht erkauft werden, aber in der Coronapandemie war es doch ein wirksamer Motor: Im Rahmen der internationalen Impfstoffinitiative CEPI, die Deutschland seit 2017 mit 90 Millionen Euro unterstützt, bewilligte das Bundesministerium für Bildung und Forschung (BMBF) zusätzlich 140 Millionen Euro für die Erforschung von SARS-CoV-2, um die Impfstoffentwicklung zu beschleunigen, und stellte weitere Förderungen in Aussicht. Gefolgt von einem Sonderprogramm für die klinische Impfstoffentwicklung, Ausweitung der Herstellungs- und Abfüllkapazitäten sowie Erhöhung der Probandenzahl in Deutschland, einem Fonds von 750 Millionen Euro allein zur Förderung dreier deutscher Unternehmen, darunter die Firma BioNTech, die bis zu 375 Millionen Euro erhielt und im November zusammen mit Pfizer als eine der Ersten die Zulassung für einen Impfstoff gegen SARS-CoV-2 beantragen konnte. Es gab also massive Finanzspritzen, auch damit die Firmen einen Impfstoff gleich in großer Menge herstellten, um ihn rasch großflächig verimpfen zu können – selbst wenn er unter Umständen nicht funktionieren und dann unbrauchbar sein würde. Man hätte zwar teuren Müll produziert, aber es zumindest versucht.

Diese in unglaublicher Geschwindigkeit erzielten Erfolge sind beachtenswert und stimmen optimistisch. Allerdings muss bei der Beurteilung eines Impfstoffes und seiner Rolle in der Pandemiebekämpfung mitbedacht werden, dass es in der Impfstoffentwicklung viele Fallstricke gibt.

Ein Impfstoff ist einfach gesagt ein Training für das Immunsystem des Körpers, bei dem er lernt, schützende Immunantworten auszubilden. Bei diesem Training werden dem Immunsystem der Erreger oder Teile davon gezeigt – früher nahm man ein abgetötetes Virus, heute gibt man Virusbestandteile, und zwar jene, in denen die Schwachstelle liegt, gegen die also eine schützende Immunantwort gebildet wird. Zusätzlich zum Erreger oder Bestandteilen des Erregers muss ein Gefahrensignal verabreicht werden, und das ist häufig ein Adjuvant. Dieser triggert den angeborenen Arm der Immunantwort, wodurch dem Immunsystem signalisiert wird, dass Gefahr droht. Parallel zum einen Team, das vorbereitet wird, den einen Erreger zu erkennen, kann ein weiteres Team trainiert werden, um einen anderen Erreger zu erkennen, sodass man gleichzeitig eine Impfung gegen verschiedene Erreger verabreichen kann.

Wir wissen also, wie ein Impfstoff funktioniert, aber wir können nicht vorhersagen, ob die Immunantwort, die er hervorruft, schützend ist, denn wir wissen nicht, wie man genau diese eine schützende Immunantwort hervorbringt bei der Fülle an möglichen Immunantworten. Diese Frage kann nur empirisch beantwortet werden, das bedeutet, dass wir erst über die Zeit, in klinischen Studien, sehen können, ob die Immunantwort tatsächlich vor einer Infektion schützt oder nicht. Die Testung erfolgt in drei Phasen und ist ein wichtiger Bestandteil in der Impfstoffentwicklung, wobei neben der Wirksamkeit auch die Sicherheit des Impfstoffs geprüft wird. In allen drei Phasen wird er einer unterschiedlich großen Gruppe von Probanden verabreicht.

In Phase 1 wird untersucht, ob der Impfstoff vor allem sicher ist und keine unerwünschten Wirkungen hat, und geprüft, ob er überhaupt eine Immunantwort hervorruft. Phase 2 unternimmt eine erweiterte Sicherheitsprüfung mit einer größeren Probandengruppe, in der es vornehmlich darum geht, diesen Impfstoff an einem größeren Kollektiv zu testen und mögliche Nebenwirkungen auszuschließen. Erst in Phase 3 wird getestet, ob der Impfstoff effektiv ist, ob er also tatsächlich vor einer COVID-19-Erkrankung schützt. Dabei führt man einen doppelt verblindeten Versuch durch, bei dem eine Gruppe der Probanden den Impfstoff verabreicht bekommt und eine andere, die sogenannte Kontrollgruppe, ein Placebo. Doppelt verblindet, weil weder Teilnehmer noch gebender Arzt wissen, wer den Impfstoff und wer das Placebo gespritzt bekommt. Erst nach Abschluss des Versuchs wird entblindet, also sozusagen das Geheimnis gelüftet – sodass man, während diese Phase 3 läuft, noch keine Aussage darüber treffen kann, ob der Impfstoff funktioniert oder nicht.

Gerade in dieser letzten Phase der Impfstoffentwicklung hat es immer wieder große Überraschungen gegeben. Ein Beispiel dafür liefert der RSV-Erreger, ein gefährliches Virus, das bei Kindern schwere Lungenerkrankungen hervorrufen kann. Bei der Prüfung eines Impfstoffes gegen das Respiratorische Synzytial-Virus (RSV) in den 1960er-Jahren kam es in Phase 3 zu unerwarteten Schwierigkeiten. Beide Probandengruppen infizierten sich gleich. Man könnte meinen, dass der Impfstoff einfach nicht funktionierte, doch bei einigen Kindern stellte sich eine antikörperverstärkende Erkrankung ein, und so hatten die Kinder, die geimpft worden waren, einen schwereren Verlauf als die nicht geimpften. Infolge dieses Impfstoffversuchs verstarben zwei Kinder, die den Impfstoff bekommen hatten.

Solche antikörperverstärkenden Krankheiten ereignen sich gelegentlich bei Infektionen durch Viren, was auch bei dem Dengue- oder dem Chikungunya-Virus beobachtet wird. Geschätzte 300 Millionen Menschen erkranken pro Jahr an Dengue, eine in manchen Fällen tödliche Infektion, gegen die wir noch keinen Impfstoff haben, obwohl daran geforscht wird. Auch bei SARS-CoV-2 hatten einige Forscher die Sorge, dass sich eine antikörperverstärkende Erkrankung einstellen könnte, da man dieses Phänomen für MERS im Tierversuch beobachtet hatte. Zum Glück war dies nicht der Fall. Die Phase 3 ist immer voller Überraschungen. Ein HIV-Impfstoffversuch musste abgebrochen werden, da sich Menschen mit HIV infizierten, die den Impfstoff bekommen hatten. Das lag wahrscheinlich daran, dass der Impfstoff die Zielzellen von HIV aktivierte und es so HIV leichter fiel, einen Menschen zu infizieren.

Auch nach der Zulassung können unerwartete Nebenwirkungen auftreten. Das war beim Schweinegrippeimpfstoff der Fall. Er wurde im großen Stil verteilt und auch sehr vielen Kindern verabreicht. In Skandinavien mehrten sich plötzlich die Berichte über ein gehäuftes Auftreten von Narkolepsie bei Kindern – dem »Professor-Hastig-Syndrom« aus der »Sesamstraße«. Bei dieser Krankheit werden Autoimmunantworten gegen das eigene Schlafzentrum im Gehirn gebildet, was dazu führt, dass man plötzlich und ohne Vorwarnung einschläft. Es kann nur medikamentös in Schach gehalten werden.

Doch das Problem war nicht der Impfstoff, sondern die Krankheit selbst. Denn eine Struktur im Virus, gegen die der Mensch Immunantworten produziert, ähnelt einer Struktur im Schlafzentrum, und aus diesem Grund gehen die Immunantworten nicht nur gegen das Schweinegrippevirus, sondern auch gegen das Schlafzentrum vor. Mit diesem Wissen konnte der Impfstoff gegen die Grippe verbessert werden, indem besagte Struktur verändert wurde. Nur fiel die Schweinegrippepandemie nicht so heftig aus, wie man befürchtet hatte, und so machen noch heute Eltern den Behörden Vorwürfe, dass sie die Kinder voreilig geimpft hätten. Solche Erfahrungen zeigen, dass bei der Impfstoffentwicklung Vorsicht geboten ist und man nichts übereilen sollte.

In der Entwicklung eines Impfstoffes gegen SARS-CoV-2 befinden sich Ende 2020 einige Impfstoffe in der Phase 3. Die erste gute Nachricht kam von BioNTech und Pfizer: In der ersten Untersuchung wurden die Daten von rund 36 600 der insgesamt fast 44 000 Studienteilnehmer untersucht. Bisher waren 170 bestätigte COVID-19-Fälle aufgetreten, 162 davon in der Placebogruppe und 8 in der Impfstoffgruppe. Damit zeigte der Impfstoff eine Effektivität von etwa 95 Prozent. Auch das Produkt von Moderna wies eine ähnlich gute Wirksamkeit auf. Die BioNTech-Testergebnisse ergaben, dass ihr Impfstoff bei Menschen höheren Alters wie auch bei Menschen mit Vorerkrankungen ähnlich gut vor einer symptomatischen COVID-19-Infektion schützt. Davon war nicht unbedingt auszugehen gewesen, da vor allem Ältere einen wirksamen Impfschutz weniger gut aufbauen können als jüngere Menschen.

Weiter zeigte die Testung, dass die Nebenwirkungen der Impfung vor allem nach der zweiten Impfdosis heftiger ausfielen, aber über die einer kurzen Erkältung mit Müdigkeit, Abgeschlagenheit, Kopfschmerzen oder Schüttelfrost nicht hinausgingen. Ein solcher »Muskelkater« ist nachvollziehbar, ist eine Impfung doch ein Training des Immunsystems.

Im besten Fall schützt eine Impfung davor, dass man sich mit dem Virus infiziert. Vom BioNTech-Impfstoff weiß man vorerst nur, dass er vor einer symptomatischen COVID-19-Infektion und vor einem schweren Krankheitsverlauf schützt. Ob mit ihm eine sterile Immunität, also der Schutz vor einer Infektion, erreicht wird, müssen zukünftige Studien herausfinden, bei denen man auch Geimpfte ohne Symptome auf COVID-19 testet. Es ist nämlich anzunehmen, dass eine Infektion bei einem Geimpften kürzer und mit weniger Symptomen abläuft und somit nur durch einen Test nachgewiesen werden kann. Auch das Risiko, dass ein infizierter Geimpfter das Virus weitergeben kann, ist wahrscheinlich minimiert.

Eine sterile Immunität konnte beim Impfstoff der Firma Astra-Zeneca schon gezeigt werden. Hier wurden alle Studienteilnehmer wöchentlich einem PCR-Test unterzogen. Dabei stellte sich heraus, dass die Geimpften seltener positiv auf das Virus getestet wurden als die Teilnehmer in der Placebogruppe. Insgesamt erreichte der Impfstoff eine Schutzwirkung von rund 70 Prozent, war damit zwar schlechter als der BioNTech-Impfstoff, aber schützte in Teilen auch vor einer asymptomatischen Infektion.

Doch in der Entwicklung neuer Impfstoffe gegen SARS-CoV-2 gab es auch herbe Rückschläge. So wurde der australische Seqirus-Impfstoff gestoppt, nachdem die Geimpften positiv auf HIV getestet worden waren. Dabei trugen die Probanden nicht das HI-Virus in sich, sondern eine Struktur des Impfstoffes rief auch Immunantworten gegen HIV hervor. Der Impfstoff von GSK und Sanofi zeigte dagegen bei älteren Studienteilnehmern nur eine unzureichende Impfantwort und so musste er zunächst noch verbessert werden, um auch diese Gruppen schützen zu können. Insgesamt stimmen die Ergebnisse der Impfstoffversuche jedoch optimistisch, auch wenn noch viele Fragen offen sind.

Man unterscheidet zwischen vielen verschiedenen Arten von Impfstoffen: Tot- oder Lebend-Impfstoff, Protein-basierter, RNA-, DNA- und Vektor-basierter Impfstoff. Mittlerweile haben die Unternehmen BioNTech und Pfizer sowie die US-Biotechnikfirma Moderna einen RNA-Impfstoff gegen SARS-CoV-2 entwickelt. Wie er funktioniert, kann man verstehen, wenn man sich an den Biologieunterricht erinnert.

Damit die Zelle etwas aus den Genen machen kann, muss sie die DNA im Zellkern übersetzen: Aus DNA wird daher RNA, aus RNA werden Proteine gebaut. Dazu wird die doppelsträngige DNA zunächst noch im Zellkern in mRNA übersetzt. Die fertige mRNA wird dann aus dem Zellkern heraus in das Zytosol geschleust und bindet an Ribosomen, dort wird die RNA in Proteine übersetzt; mRNA steht für »messenger RNA«, also den Botenüberbringer. Beim Impfstoff wird dieses mRNA-Rezept der Zelle gegeben – sie hat also ein Küchenrezept darüber vorliegen, wie man Bestandteile des Virus baut. Dann geht die Maschinerie los, und es werden in Tausenden kleinen Küchen die Spikes des Virus gebildet; das sind seine äußeren Noppen, an denen die Antikörper gut anhaften und das Virus neutralisieren können. Das Immunsystem erkennt sie als fremd und reagiert. Die Immunantwort wird also relativ einfach erzeugt, indem man den Zellen quasi sagt: »Produzier das mal!« Die Zelle produziert es, und das Immunsystem sagt: »Moment, das gehört hier nicht hin.« Im viralen Zyklus, wenn man also die Erkrankung tatsächlich durchlebt, werden im Übrigen die gleichen RNA-Bestandteile gebildet, und daraus werden dann die Proteine, aus denen sich das Virus zusammensetzt. Der Impfstoff enthält nicht alle Baustoffe für das Virus, sondern nur diejenigen, gegen die der Körper eine Immunantwort bilden soll.

Die Impfstoffentwicklung mit einem RNA-Messenger ist eine interessante Technik, an der schon länger gearbeitet wird. Sie ist schnell, billig und vor allem – wenn erfolgreich – wirklich ein Durchbruch. Das Problem besteht allerdings darin, dass es zuvor kein Produkt gegeben hat, das auf dieser Basis hergestellt wurde – weltweit! Es liegen also keine Beispiele oder Erfahrungswerte vor, auf die man zurückgreifen könnte.

Der zweite Weg in der Entwicklung eines Impfstoffes arbeitet mit einem Vektor. Ein Vektor ist ein anderes Virus, zum Beispiel ein Adenovirus. Es gibt über 100 Adenoviren, die häufig eine banale Erkältung auslösen, meist nicht mehr als einen Schnupfen. In dieses Virus setzt man die genetischen Bestandteile des anderen Virus (SARS-CoV-2) hinein und verimpft es. Nun läuft der gleiche Prozess ab wie bei einem RNA-basierten Impfstoff: Der Körper produziert die Bestandteile des Virus, übersetzt sie in Proteine, präsentiert sie und entwickelt Antikörper dagegen.

Mit diesem Verfahren arbeitet die Firma Johnson & Johnson, die den Impfstoff COVID-19-Vaccine entwickelt hat (mit dem Vektor Adenovirus 26), aber auch das schwedische Unternehmen AstraZeneca, das zusammen mit der Oxford University den Wirkstoff ChAdOx1 weiterentwickelt hat, der einen Schimpansen-Adenovirus benutzt (Vektor: ChAd). Ebenso verwendet die russische Firma Sinovac mit dem Wirkstoff Sputnik 5 einen Vektor (Adenovirus 5), der bei der Entwicklung eines HIV-Impfstoffes Probleme gezeigt hatte. Die Vermutung, dass sich durch Adenovirus 5 mehr Zielzellen für HIV in den Schleimhäuten angereichert und HIV leichteres Spiel verschafft hatten, den Menschen zu infizieren, lag nah. Obwohl die Daten zunächst gut aussahen, verkehrten sie sich dann ins Gegenteil. Auch bei Sputnik 5 besteht die Befürchtung, er könne mehr HIV-Infektionen provozieren. Aus solchen Gründen ist eine Beschleunigung in der Impfstoffentwicklung kritisch zu sehen.

Gesundheitsökonomisch ist ein Impfstoff das beste Mittel in der Pandemiebekämpfung, denn er bringt dem Körper bei, sich selbst gegen das Virus zu wehren. Auch ich bin ein Impffan. Dennoch sollte man bedenken, dass sich die Wirkung eines Impfstoffes erst auf lange Sicht beurteilen lässt, wie die vielen Beispiele aus der Geschichte zeigen. Ob die aktuell entwickelten Impfstoffe gegen SARS-CoV-2 den Krankheitsverlauf nur mildern oder eine Infektion verhindern, geschweige denn wie lange der Impfschutz vorhält, ist noch offen. Allein auf die Impfung sozusagen als Allheilmittel zu setzen ist zu kurz gegriffen. Ein Virus kann man nicht so schnell einfach eradizieren. Das zeigt die Erfahrung beispielsweise mit den Pocken, bei denen es Jahrzehnte gedauert hat, dieses Virus auszurotten.

Die Macht der Impfstoffe haben schon die alten Chinesen 500 Jahre vor Christus erkannt. Die Pocken waren ein gefürchteter Erreger, denn nach der Infektion entstanden schon sehr schnell hochinfektiöse Pusteln am ganzen Körper. Mehr als ein Drittel der Erkrankten verstarb damals in kürzester Zeit an den Erregern. Aus diesem Grund waren Pocken auch eine perfekte biologische Waffe, und man warf Pockentote nach Einnahme einer Stadt über die Stadtmauern, was natürlich auch seinen psychologischen Effekt nicht verfehlte.

Um sich gegen die Krankheit zu wappnen, löffelte man im alten China die Pusteln von Pockentoten aus, trocknete sie und blies sich den Staub gegenseitig in die Nase. Das Erstaunliche war nämlich, dass die so Behandelten kaum krank wurden, aber gleichzeitig einen Schutz gegen Pocken entwickelt hatten. Im 17. Jahrhundert gelangte die Methode in die Türkei, und der junge britische Arzt Edward Jenner hörte davon, der Begründer der modernen Vakzinologie. Im deutschen Kaiserreich wurde eine Impfpflicht eingeführt, und auch damals schon gingen demonstrierende Impfgegner auf die Straße. Erst 1979 gab es den letzten Pockeninfizierten, 1980 wurden die Pocken für ausgerottet erklärt.

Auch den Polioerreger versucht man seit Jahren auszurotten, doch trotz größter Anstrengungen hat man es bislang nicht geschafft, das Virus zu eradizieren. Das zu erreichen ist eines der hohen Ziele der WHO, für das auch die Rotarier weltweit Spenden sammeln und zahlreiche Programme ins Leben gerufen haben. Der Impfstoff ist Plan A, aber wir sollten uns vielmehr Gedanken machen über einen Plan B: eine Zeit mit SARS-CoV-2 mit und ohne Impfstoff.

Das Pandemiegeschehen handhaben – Die Ampel

Die Vorstellung, dass durch den Impfstoff in wenigen Monaten ein Leben ohne Veränderungen wieder möglich sein könnte, greift zu kurz. Realistisch ist vielmehr, dass wir unser Verhalten noch längere Zeit anpassen und neue Routinen entwickeln müssen. Dabei muss es sich nicht immer um radikale Eingriffe handeln, aber doch nachhaltige Änderungen im Alltag wie zum Beispiel das vermehrte Tragen von Masken. Das anzunehmen fällt schwer aus vielerlei Gründen.

Die Tatsache, dass SARS-CoV-2 nicht einfach so und von jetzt auf gleich aus unserem Leben verschwinden wird, ist erst nach und nach in das Bewusstsein der Menschen vorgedrungen. Als die Zahlen der SARS-CoV-2-Neuinfektionen im Mai und Juni stetig fielen, machte sich ein Gefühl der Erleichterung breit. In vielen Bereichen von Gesellschaft und Wirtschaft zog wieder Leben ein. Homeoffice und Homeschooling wurden ad acta gelegt, man zog Bilanz, passte vieles – gerade digitale Programme in den Schulen – an, aber war froh, wieder in manch alte Routine zurückkehren zu können. Man traf sich mit Freunden – draußen und vorsichtig, doch im Sommer zunehmend sorgloser. Und die Neuinfektionszahlen gaben den Menschen recht. Sie waren über die Sommermonate auf ein Minimum gedrückt. Reisen unterlagen zwar noch Beschränkungen, doch machte man innerhalb Deutschlands Urlaub oder fuhr in Nichtrisikoländer, war ein relativ unbeschwerter Ferienaufenthalt durchaus möglich. Ein Gefühl der Sorglosigkeit und Unbekümmertheit stellte sich ein. Als ich im Sommer darauf hinwies, dass man im Herbst 20 000 Neuinfektionen haben werde, schaute man mich mit großen Augen an.

Es war die Rede von einer zweiten Welle im Herbst. Die Wellenbewegung ist kein wissenschaftlicher oder epidemiologischer Begriff, sondern eine Beobachtung aus der Zeit der Spanischen Grippe. Damals hatte nach einem Abklingen der ersten Welle die zweite Welle mit voller Wucht und ungebremst zugeschlagen. Da Coronaviren aber für gewöhnlich die Infektionszahlen im Oktober nach oben schnellen lassen, diese dann aber im März, April langsam zurückgehen, sprach ich lieber von einer Dauerwelle. Denn wer glaubt, das Virus sei nach einer Welle verschwunden, ist im Irrtum, vielmehr sollte man bereits jetzt überlegen, wie man sich auf den Herbst 2021 vorbereiten könnte. Also für die Zeit ein Jahr später. Wir sollten daher unsere Daten nutzen, um ein intelligentes und vorausschauendes System zu entwickeln, mit dem wir die jeweils aktuelle Situation erfassen und auch in die Zukunft blicken können.

Das Pandemiegeschehen ist komplex, und manche Faktoren sind unmittelbar miteinander verbunden, andere stehen in keinem direkten Zusammenhang – auch das hat uns der Sommer gelehrt: Das eine bedingt nicht zwangsläufig das andere. Viele Infizierte zu haben bedeutet nicht notwendigerweise, dass die Intensivstationen der Krankenhäuser einen Ansturm erleben, denn wenn sich viele junge Menschen unter den Infizierten befinden, die nur leicht erkranken oder gar keine Symptome haben, spielen sie für die Frage der Bettenkapazitäten keine Rolle. Genauso kann man von der Infektionszahl auch nur bedingt auf Neuansteckungen schließen, denn es gibt viele Infizierte mit asymptomatischen Verläufen, die für das Pandemiegeschehen unter Umständen keine Rolle spielen, da nach wie vor nicht geklärt ist, ob sie das Virus weitergeben können. Ausschließlich der Blick auf die Infektionszahlen hilft also nicht weiter, der alleinige Wert der freien Krankenhausbetten auch nicht – denn wenn dieser stark sinkt, kann es schon zu spät sein, um effektiv gegenzusteuern. Beim Blick auf die Bettenkapazitäten muss immer das Wachstum miteinbezogen werden.

Unsere Datenlage liefert schon jetzt Antworten auf die Fragen nach der Zahl von Krankmeldungen sowie Hospitalisierungen im Zusammenhang mit COVID-19 und auch darauf, wie sie sich entwickeln werden. Wir sehen derzeit, dass nur ein geringer

Anteil Infizierter wirklich eine medizinische Versorgung benötigt. Auch hier können wir vorausrechnen und uns für die nächsten Monate vorbereiten. Der prozentuale Anteil der Infizierten, die stationäre oder intensivmedizinische Versorgung brauchen, wird ansteigen, und das wird man gut vorhersagen können – natürlich innerhalb einer gewissen Schwankungsbreite.

Mit dem R-Wert, der sogenannten Reproduktionszahl, der daraus ermittelt wird, wie viele Menschen ein Infizierter ansteckt, versuchte man in der Vergangenheit, die Entwicklung in den Krankenhäusern zu prognostizieren, um rechtzeitig gegensteuern zu können. Doch heute weiß man, dass diese Rechnung nicht immer stimmt. Wenn sich 300 feiernde Jugendlichen mit milder Symptomatik infiziert haben, ist es – auch für das Gesundheitssystem – etwas anderes, als wenn das Virus plötzlich in ein Altersheim eingebrochen ist und sich dort verbreitet hat. Dann können es schnell 30 Patienten werden, die stationär oder intensivmedizinisch behandelt werden müssen. Hinzu kommt, dass die offiziellen Infektionszahlen eng verknüpft sind mit der Anzahl Tests, die durchgeführt werden, und die hohe Dunkelziffer an COVID-19-Infizierten unberücksichtigt bleibt.

Am sinnvollsten, um die Entwicklung dieses komplexen Geschehens abzubilden, ist es, mehrere Faktoren und ihre Abhängigkeiten in die Rechnung hineinzunehmen. Aus diesem Grund bietet sich das Modell einer Ampel an, die anhand einer Matrix, eines Algorithmus verschiedene Faktoren miteinbezieht: nicht nur die Neuinfektionszahlen, sondern auch das Alter der Infizierten, die intensivmedizinische Belegung in den Krankenhäusern, die stationäre Belegung und nicht zuletzt die Anzahl durchgeführter Tests. Denn auch die Tests bestimmen maßgeblich, wie wir das Infektionsgeschehen wahrnehmen. Seit Anfang November hat sich die Testempfehlung des RKIs geändert, und da nur noch die symptomatischen Patienten mit Kontakt zu Infizierten getestet werden sollen, wird deutlich weniger getestet.

Aus diesen Faktoren berücksichtigt man zum einen den Istzustand, also die aktuellen Zahlen der Bettenbelegung, aber bildet auch eine Prognose ab, ein Forecasting über den Bedarf an Betten auf der Intensivstation, abgeleitet vom Alter der aktuell Infizierten. Es wird also durchaus mitberücksichtigt, dass hohe Neuinfektionszahlen eine erhöhte Belegung in den Krankenhäusern nach sich ziehen können. Sind bestimmte Schwellenwerte überschritten, die auf Länder- wie auch auf Kreisebene in Abhängigkeit der jeweils vorhandenen Bettenkapazitäten festgelegt werden, springt die Ampel auf Gelb oder auf Rot, und vorher festgelegte Maßnahmen werden eingeleitet, um das Pandemiegeschehen zu dämpfen. Der Anstieg des R-Werts spielt beim Forecasting eine Rolle, die Inzidenz bei der Bestimmung der Infektionszahlen. Ein solches Instrument zu haben, um das Infektionsgeschehen auf übergeordneter, aber auch lokaler Ebene darzustellen und so direkt auf die unterschiedlichen Gegebenheiten in den einzelnen Regionen reagieren zu können, kann dabei helfen, das SARS-CoV-2-Virus längerfristig im Griff zu haben.

Von der Gefahr zum Risiko

Dazu gehört ein neuer Blick auf die Pandemie. Wir müssen einen Perspektivwechsel einleiten und von einem Alarmismus zu überlegtem Handeln finden. Die Infodemie aus immer neuen Sondersendungen, wuchtigen Schlagzeilen und schrecklichen Bildern in den Medien befeuert ein anhaltendes Gefühl von Bedrohung und eine Stimmung der Sorge und Furcht. Dabei hätte man den Sommer für einen Perspektivwechsel nutzen müssen. Zu Beginn war die Pandemie tatsächlich eine Gefahr, doch je mehr wir über SARS-CoV-2 lernen, umso mehr wird sie zum kalkulierbaren Risiko, das man fassen und immer besser handhaben kann.

Schon im Juli warb ich für Mut. Um ein Leben mit dem Virus zu ermöglichen, sollten wir den Mut aufbringen, kalkulierbare Risiken einzugehen und souveräner mit dem Virus umzugehen.

Mut aufzubringen bedeutet nicht sorglos zu sein, sondern bei niedrigen Neuinfektionszahlen Lösungen und Lösungsstrategien zu erarbeiten. Angst ist der denkbar schlechteste und wohl gefährlichste Ratgeber in einer solchen Situation – vor allem dann, wenn sie politisiert wird. Ein Risiko hingegen ist greifbarer und lösungsorientiert.

Viele Menschen schätzen Gefahren falsch ein. Sie halten beispielsweise das Risiko, mit einem Flugzeug abzustürzen, für deutlich größer, als das Risiko, bei einem Verkehrsunfall ums Leben zu kommen. Dabei endet die Autofahrt pro Kopf und Kilometer mit zehnfach höherer Wahrscheinlichkeit tödlich – wer am Flughafen aus dem Taxi steigt, hat den riskantesten Teil der Reise bereits hinter sich. Die Angst vor einem Haiangriff ist größer als die vor dem Wespenstich, doch kommen im Durchschnitt nur 6 Menschen pro Jahr bei einem Haiangriff ums Leben, aber fast 14 000 an den Folgen eines Wespen- oder Bienenstiches. Wird ein Risiko als kontrollierbar empfunden, wiegt es leichter als ein unkontrollierbares. Das hört sich dann vielleicht so an: Wenn im Flugzeugcockpit etwas schiefgeht, bin ich hilflos. Im Auto kann ich selbst als Beifahrer ins Lenkrad greifen.

Oder, um zur Virologie zurückzukehren, nehmen wir die Angst vor dem Rinderwahn, BSE. Das sind Prionen, die über den Verzehr von Rindfleisch auf den Menschen übergehen können, über die Nerven ins Gehirn vordringen und dort Zersetzungsprozesse einleiten. Eine grausame Erkrankung. Ursprünglich bei Schafen verbreitet, gelangte sie in die Rinder, da man Schafsfleisch und Knochen als Granulat an Rinder verfütterte. Vom Rind konnte die Erkrankung auf den Menschen übergehen. Anfang der 2000er-Jahre gab es in Großbritannien erste Fälle, und auch deutsche Rinder waren betroffen. Die Menschen hatten Sorge, an Rinderwahn zu erkranken, die neue Variante von Creutzfeldt-Jakob. Sie hielten das Infektionsrisiko für so hoch, dass jeder Burger, jede Rindfleischsuppe mit Knochenmark und Gelatine gemieden und nach unbedachtem Verzehr bereut wurden. Geschürt wurde diese Angst vor dem Erreger durch grauenhafte Bilder von durchgedrehten Kühen mit Schaum vor dem Mund, die elendig daran verreckten.

Doch nur wenige Menschen verstarben an dieser Krankheit. In Deutschland gab es keinen einzigen Todesfall durch Rinderwahn. Im gleichen Zeitraum starben im Durchschnitt fünf Menschen pro Jahr an verschlucktem Lampenöl, das man im Allgemeinen bisher nicht als Gefahrenquelle wahrnimmt. 86 Jugendliche verstarben 2018 an verschlucktem Waschmittel als Teil einer Mutprobe, die damals in den USA verbreitet war. Ja, sogar im Gewitter vor die Tür zu gehen ist gefährlicher, als Rindfleisch zu essen, denn jedes Jahr sterben rund acht Menschen durch einen Blitzschlag.

Das gefühlte Risiko ist mit Angst verbunden, und der beste Weg, der Angst Herr zu werden, besteht darin, die Gefahr realistisch einschätzen zu können. Dabei hilft die Betrachtung des objektivierbaren Risikos, eine Beurteilung der Gefahrenlage durch ein Virus beispielsweise, bei der Fakten, Zahlen und aktuelles Wissen ausschlaggebend sind. Das objektivierbare Risiko wurde bei COVID-19 seit dem Übertritt des Erregers auf den Menschen, der den Anfang der Pandemie markierte, immer besser kalkulierbar. Zu dieser Perspektive gehört, sich vor Augen zu führen, dass SARS-CoV-2 ein gefährliches, für manche tödliches Virus ist, genauso wie viele andere Viren auch, aber dass die Pandemie nicht unseren Untergang bedeutet. Im Gegenteil: Wir bekommen das Virus von Tag zu Tag besser in den Griff, denn wir lernen immer weiter dazu.

Unsere Daten aus Heinsberg und aus vielen anderen Studien belegen dies, und sie machen Mut: Es gibt fast keine Übertragung über Oberflächen und Alltagsgegenstände, jede fünfte Infektion verläuft ohne Symptome – eine Sterblichkeitsrate von 0,37 Prozent, die zwar deutlich über derjenigen der Grippe liegt, aber deutlich niedriger ist, als es die offiziellen Zahlen des RKI zeigen. Und es lässt sich einordnen im Infektionsgeschehen. Es ist ein ernst zu nehmendes Virus, aber man darf es auch nicht überdramatisieren und somit Ängste in einer Gesellschaft schüren. Die überraschende Erkenntnis der letzten Monate ist, dass das objektivierbare Risiko für den einzelnen Menschen gering ist. Auch wenn das persönliche Risiko im Einzelfall hoch sein kann, denn es ist nie auszuschließen, dass entgegen aller statistischen Wahrscheinlichkeit auch ein junger Mensch schwer erkrankt, Langzeitschäden hat oder sogar verstirbt. Das Virus kann für jeden gefährlich sein.

Doch über solche Themen wird öffentlich nicht gesprochen. Jede wirkliche Auseinandersetzung mit dem Sterben, Sterberisiken oder dem Tod generell wird gesellschaftlich tabuisiert. In der öffentlichen Debatte über COVID-19 ist der Tod meistens nur die abstrakte Ziffer einer Statistik. Kaum eine Tageszeitung, die nicht über aktuelle Todesfälle berichtet, kaum ein Mensch, der sich nicht Gedanken darüber macht, wie tödlich SARS-CoV-2 ist. Die Zahlen wirken dabei wie ein Mahnmal des Schreckens. Wenn man sie für Deutschland bis Dezember aber nüchtern betrachtet, haben wir im Jahr 2020 hoffentlich keine Übersterblichkeit, obwohl sie sich in anderen Ländern leicht abzeichnet.

Über Todeszahlen zu sprechen im Zusammenhang mit dem Coronavirus ist richtig und wichtig, um es auch in seiner Gefährlichkeit nicht zu unterschätzen. Doch wir müssen aufpassen: Wir können die Kollateralschäden und Todesfälle noch nicht im Ganzen einschätzen. Daher ist es wichtig, keinen zu engen Blick auf die Pandemie zu haben. 2600 Menschen versterben im Durchschnitt pro Tag in Deutschland aus vielen verschiedenen Gründen, in manchen Monaten mehr, in anderen deutlich weniger. Jeder Tod ist schmerzhaft und tragisch. Und die Aufgabe eines Arztes ist es, Leben zu retten. Aber ein Arzt nimmt den Tod in seinem Beruf auch wahr als Teil des Lebens.

Natürlich wird und muss alles getan werden, um zu verhindern, dass Menschen sterben, aber man muss auch den Gedanken zulassen und lernen, damit zu leben, dass nicht jeder Todesfall verhindert werden kann. Wer glaubt, mit der Bekämpfung von COVID-19 das zu erreichen, verkennt, dass Menschen in diesem Zusammenhang auch aus anderen Gründen sterben, denn wir schieben eine Bugwelle von Operationen vor uns her, die für manche Patienten lebensverlängernd wären. Wir müssen uns mehr mit dem Tod auseinandersetzen und darüber sprechen, dass Menschen leider sterben, jeden Tag an den unterschiedlichsten Krankheiten, und dass der Tod Teil des Lebens ist. Das ist eine Realität, mit der wir uns nicht nur in Zeiten einer Pandemie beschäftigen müssen.

Langzeitstrategien für Schutz, Sicherheit und wieder mehr Leben

Die Erforschung von SARS-CoV-2 bleibt wichtig. Im Juni 2020 haben wir unsere neue Heinsberg-Studie speziell zur Immunität bei COVID-19 gestartet, die auf den Zeitraum von einem Jahr angelegt ist. Dabei wollen wir alle drei Monate in die Gemeinde Gangelt fahren, in dieses gallische Dorf im Westen der Republik, und die Menschen erneut testen, die schon an der ersten großen Studie teilgenommen haben. Erste Ergebnisse vom Oktober, dem praktischen Beginn der Studie mit einer ersten Testung, zeigen, dass es wenige Neuinfektionen gab, aber eine relativ hohe Immunität und dass die Antikörper länger im Blut vorhanden sind, als wir angenommen hatten. Das sind erste Hinweise, um zu verstehen, inwieweit eine hohe Immunität eine Rolle spielt bei der Ausbreitung. Vielleicht sind wir hier bereits auf dem Weg zu einer Herdenimmunität.

Viele Fragen im Zusammenhang mit SARS-CoV-2 sind noch offen, wie beispielsweise die Relevanz asymptomatischer Übertragungen für das Infektionsgeschehen. Wenn wir sicher wüssten, dass Menschen, die keine Symptome haben, nicht infektiös sind, wäre das ein Vorteil. Dann könnten wir gezielt diejenigen mit Symptomen in Quarantäne schicken. Entscheidend ist zudem, wie lange jemand vor einer erneuten Infektion geschützt ist.

Auch bei den Behandlungsmöglichkeiten einer COVID-19-Erkrankung ist noch viel zu tun: Gute Medikamente gegen respiratorische Viren fehlen nach wie vor, und eine COVID-19-Erkrankung kann erst zu einem späten Zeitpunkt medikamentös behandelt werden, beispielsweise mit Dexamethason. Doch auch dieses Medikament stoppt nicht das Virus selbst, sondern die überschießende Reaktion des Immunsystems im späteren Krankheitsverlauf. Wir begreifen das Virus immer besser, aber haben noch lange nicht alle Fragen gelöst. SARS-CoV-2 ist Teil unseres Lebens geworden und wird es bleiben.

Optimistisch stimmt, dass unser Gesundheits- und Laborsystem in den letzten Monaten extrem gut geworden ist. Die Testungen haben sich vervierfacht. Die Nachverfolgung der Infektionsketten ist besser geworden, und wir haben verstanden, dass unsere Gesundheitsämter wichtig sind. Außerdem haben wir in den letzten Monaten Daten gesammelt, und zwar sehr viele. Das alles bewirkt, dass Tausende Neuinfektionen pro Tag Ende des Jahres nicht mehr das bedeuten, was sie im März und April bedeuteten.

Doch wie soll man mit dem Virus langfristig umgehen? Welche Optionen haben wir, und wie kann man Leben ermöglichen, ohne Menschen einer Gefahr auszusetzen? Diskutiert werden müssen vor allem Langzeitstrategien. Den Ereignissen laufen wir hinterher, »fahren auf Sicht«, wie häufig betont wird, anstatt vorauszuplanen. Denn diese Pandemie ist planbar geworden. Schon im Frühjahr war abzusehen, dass im Herbst mit 20 000 Neuinfektionen pro Tag oder mehr zu rechnen sein würde. Auf dieses Szenario hätte man sich vorbereiten müssen, anstatt sich an Fronten abzuarbeiten, die keinen wirklichen Einfluss auf das Pandemiegeschehen haben – sei es das Beherbergungsverbot oder ein wahlloses Testen. Es war abzusehen, dass über kurz oder lang Tests wieder gezielt eingesetzt werden müssen, weil selbst mit den ergänzenden Antigen-Schnelltests die Kapazitäten nicht ausreichen; aber Strategien wie den gezielten Einsatz von Antigen-

Schnelltests oder das Testen von Risikogruppen und deren Kontaktpersonen wurden nicht entwickelt.

Dazu gehört auch das Problem der Behandlungskapazitäten in den Krankenhäusern, dem in der Pandemie eine zentrale Bedeutung zukommt. Denn dass nicht jeder eine angemessene Behandlung erhalten könnte und man eine Situation wie in anderen Ländern bekäme, in der Ärzte gezwungen wären zu entscheiden, den einen Patienten zu behandeln und den anderen nicht, war ein Horrorszenario, das niemand wollte. Doch worum ging es dabei im Einzelnen?

Jede Klinik muss wirtschaftlich arbeiten, und so hatte die Bundesregierung im Frühjahr jedem Krankenhaus pro Tag und Bett, das für einen COVID-19-Patienten frei gehalten wurde, pauschal 560 Euro gezahlt. Ein Betrag, der ansonsten über die Belegung der Betten durch die Krankenkassen eingeworben werden würde. Doch die Pauschale wurde im Herbst erst einmal nicht mehr bezahlt, sodass auch kaum noch Betten frei gehalten werden konnten, sondern viele elektive Operationen, die nicht unbedingt zu diesem Zeitpunkt hätten durchgeführt werden müssen, dennoch erfolgten. Auf diese Weise wird das Bild der Situation auf Intensiv- und Normalstationen der Krankenhäuser verzerrt, und es entsteht der Eindruck, eine Überbelegung könne allein auf das Infektionsgeschehen zurückgeführt werden. Doch diese Zusammenhänge werden häufig verkürzt dargestellt. Am 5. November – um ein konkretes Beispiel zu nehmen – belief sich die Zahl der intensivmedizinisch behandelten COVID-19-Patienten in Deutschland auf 2653. Von insgesamt 21 718 belegten Betten auf den Intensivstationen waren 10 Prozent mit COVID-19-Patienten, die übrigen von Patienten mit anderen Erkrankungen belegt; 6893 Betten waren frei.

Zum Gesamtbild gehört auch, dass es in großer Menge an Personal fehlt. Man hat eine Notfallreserve von etwa 12 000 Betten geschaffen, Messehallen zu Krankenstationen umgebaut, aber versäumt, beim Personal nachzusteuern. Jetzt zeigt sich in den Krankenhäusern der eklatante Mangel an Pflegekräften, die schlecht bezahlt werden und eine hohe Arbeitsbelastung bewältigen müssen. Attraktive Angebote zu schaffen, vorausschauend zu handeln und rechtzeitig auszubilden wurde versäumt. In der Tat zeigt eine Studie des RKI, dass in den Herbst- und Wintermonaten bis zu 17 Prozent der intensivmedizinischen Belegung auf respiratorische Infektionen zurückgeführt werden können – Grippe, Coronaviren, Parainfluenzaviren und andere. Bei einem gefährlicheren Virus wie SARS-CoV-2 war es abzusehen, dass die Zahlen steigen würden.

Auch hier fehlt es an einer Langzeitstrategie, die uns durch die Schwankungen der Pandemie führt und vor allem neue Routinen erzeugt, wie sie die Ärzte und Pflegekräfte auf den Intensivstationen im Umgang mit COVID-19-Patienten im Frühjahr erwarben und im Herbst bei der zweiten Welle anwenden konnten. Davon bräuchte es viel mehr. Die Menschen brauchen Handlungsweisen, die sie in die Lage versetzen, sich gezielt und maßvoll einzuschränken, um so viel Leben zu ermöglichen, wie es unter Vermeidung von Neuinfektionen nur irgend geht. Die vordringlichste Aufgabe der Politik besteht darin, eine solche Langzeitstrategie zu entwickeln. Denn nach der einen Welle ist vor der nächsten Welle, und nur wenn wir eine breite Palette an passgenauen Mitteln zur Pandemieeindämmung entwickeln, haben wir eine Alternative zum Lockdown.

Viele Wege führen nach Rom. Eine radikale Strategie mit dem Ziel, das Virus ganz zu bannen, hat zum Beispiel Australien gewählt. Anfang August wurde in Melbourne ein strenger Lockdown eingeführt, der über drei Monate andauerte. Alle Geschäfte, bis auf die lebensnotwendige Versorgung, wurden geschlossen, alle Büros und Schulen ebenso, es wurde eine generelle Maskenpflicht überall und eine Ausgangssperre ab 20 Uhr verhängt. Das Haus verlassen durfte auch tagsüber nur, wer einen triftigen Grund hatte: Lebensmittel einkaufen einmal am Tag, wenn man sich um jemand anderen kümmern musste, zur Gesundheitsversorgung und Fitness; Sport durfte in einem Umkreis von fünf Kilometern um das Wohnhaus im Freien für den Zeitraum einer Stunde pro Tag ausgeübt werden. Die schrittweise Öffnung nach dem Shutdown wurde von einem gezielten *contact tracing* begleitet.

Auf aggressive Kontaktverfolgung haben auch Taiwan, Südkorea und Japan gesetzt, allerdings ohne harten Lockdown. Beim Datenschutz wurden hier die Grundrechte zwar massiv eingeschränkt, aber man war sich in der Bevölkerung einig, dass dies das kleinere Übel war. Eine zeitweilige Beschneidung für eine langfristige Freiheit. Diese Strategie wurde über Monate nicht verändert, sodass jeder sie nachvollziehen konnte. Es wurde sehr viel getestet, und wer sich infiziert hatte, musste in Quarantäne, die beispielsweise mit einem Chip kontrolliert wurde; eine verpflichtende Maßnahme, die auch überwacht wurde. Auf diese Weise können sich Millionen von Menschen in Asien seit Monaten weitgehend frei bewegen, und Cafés, Restaurants und Läden blieben überwiegend geöffnet.

Am äußersten anderen Ende der Skala steht Schweden, das seit Pandemiebeginn auf Gebote anstelle von Verboten gesetzt hat. Großveranstaltungen mit über 50 Teilnehmern wurden verboten, ansonsten wurde ganz auf Empfehlungen gesetzt, die mit emotionalisierten Appellen wie dem einhergingen, es für die eigene Oma zu tun. Man riet den Menschen, die öffentlichen Verkehrsmittel nicht zu nutzen, sondern wann immer möglich aufs Fahrrad umzusteigen; man hielt sie dazu an, Abstand zueinander zu wahren und auf gute Handhygiene zu achten; den Älteren und Risikogruppen empfahl man, möglichst zu Hause zu bleiben. Geschäfte und Restaurants blieben offen wie alles andere auch.

Der Vorteil der Strategie der Schweden besteht darin, dass man sie lange durchhalten kann; das ist bei dem australischen Weg schwieriger, denn ist der Shutdown zu Ende, kann das Virus jederzeit wiederkommen, und man steht vor demselben Problem wie zuvor. Allerdings hatte Australien die Infektionszahlen erfolgreich heruntergedrückt und dann den Vorteil, dass die Zeit der Lockerungen der strengen Maßnahmen in den Beginn des

Sommers fiel, die warme Jahreszeit also gerade erst anfing, in der weniger Infektionen zu erwarten sind.

Schwedens Strategie war wissenschaftlich abgesichert, doch mit einer Wucht an Todeszahlen verbunden wie in den letzten fünf Jahren nicht. Das Risiko und der Charme der schwedischen Strategie bestand darin, dass man die Bevölkerung machen ließ. Dass Eigenverantwortung und vor allem Sorge und Achtsamkeit auf die Mitmenschen oberstes Gebot waren. Es lag an der Bevölkerung, die Infektionszahlen niedrig zu halten – verbunden mit dem Risiko, dass diese plötzlich in die Höhe gehen konnten, und das sprunghaft, da kaum eine Kontrolle vorhanden war. Generell gilt: Um die Wirksamkeit von Maßnahmen aufs Ganze gesehen zu beurteilen, muss man einen größeren Zeitraum betrachten. Eine Zwischenbilanz nach einem Jahr könnte erste Ergebnisse liefern.

Wir und viele andere Länder setzten auf die Stotterbremse: anziehen und loslassen. Die Idee des wissenschaftlich begründeten Wellenbrecher-Shutdowns im November ist nicht durchgeführt worden, eigentlich sollte der Wellenbrecher-Lockdown viel härter ausfallen. Stattdessen wurde ein Lockdown light eingeführt, der auch nur mäßigen Erfolg zeigte. Im Grunde ist ein Lockdown nichts anderes als ein künstlicher Staudamm. Öffnet man ihn wieder in Teilen, fließt das Wasser ungehindert in alle Bereiche, und das, ohne dass wir die Menschen besonders schützen, die geschützt werden müssen. Das Virus ist gefährlich vor allem für Risikogruppen, deshalb muss deren Schutz höchste Priorität haben. Aber das wurde lange Zeit vernachlässigt.

Auch wenn man über 40 Prozent der Menschen in Deutschland zur Risikogruppe zählt, ist die Rechnung bei Weitem nicht so einfach. Wir können mittlerweile Risikogruppen sehr genau bestimmen, indem wir eine Vielzahl von Faktoren berücksichtigen, die eine Rolle spielen: Alter, Gewicht, Geschlecht, Herzfunktion und vieles mehr. Das gelingt beispielsweise mit Algorithmen, die das Risiko für den Einzelnen anhand verschiedener Parameter berechnen.

Doch auch wenn auf dem Schutz von Risikogruppen unser Hauptaugenmerk liegen muss, dürfen wir nicht den Fehler begehen, ganze Bevölkerungsgruppen oder Generationen gegen den eigenen Willen wegzusperren. Dieser Preis wäre unmenschlich und zu hoch. Daher stehen maßgeschneiderte Präventionsmaßnahmen für vulnerable Gruppen im Vordergrund. Bis zu zwei Drittel der COVID-19-Todesfälle treten in Altenheimen auf, aber wir haben es bisher nicht geschafft, diesen Bereich besser zu schützen. Antigentests können dabei helfen, in einem »Schleusen«-Modell jeden Besucher vor Betreten von Alten- und Pflegeheimen zu testen. Auch Pflege-, Medizin- und Reinigungspersonal kann zweimal wöchentlich regelmäßig im Poolverfahren getestet werden. Zudem sollte das Tragen von FFP2-Masken für diese Gruppen sowie Besucher beim Kontakt mit den Patienten angeraten werden. Altersgerichtete Strategien sind im Public-Health-Bereich bereits Standard mit zum Beispiel gesonderter Fokussierung auf Schulen oder Impfung von spezifischen Alters- oder Risikogruppen. So wird die Zoster- und Pneumokokken-Impfung erst im Alter angeraten, sexuelle Aufklärung und Verteilung von Kondomen aber vor allem in Schulen durchgeführt.

Für Menschen, die der Risikogruppe angehören, aber zu Hause leben, sollten die Städte, Kreise und Kommunen aktiv Nachbarschaftshilfen, Beförderungsangebote, gesonderte Zeiten für Einkäufe und Besorgungen sowie gezielt Kontaktpersonen aufbauen und unterstützen. Personen, die sich selbst isolieren wollen, sollten auch dabei unterstützt werden. Gleichzeitig muss ihre medizinische Versorgung gewährleistet werden. Daher gibt es auch nicht die eine Maßnahme zum Schutz von Risikopatienten. Pflegeheime müssen konsequent geschützt werden mithilfe von Schnelltests und Masken; Risikopatienten, die in ihren Wohnungen leben, brauchen andere Hilfen, damit sie sich nicht infizieren. Auch in dieser Frage benötigen wir kreative Konzepte und langfristige Strategien. Auch diese Diskussion muss geführt werden.

Ausblick

Eine globale Herausforderung

Ein Jahr ist es her, dass SARS-CoV-2 von jetzt auf gleich in unser Leben trat und es nachhaltig veränderte. Manch Blick zurück auf ein Silvester mit knallenden Korken, freudiger Erwartung und all den guten Wünschen wurde bald zum ungläubigen Staunen, wie man nur so unbeschwert hatte sein können. Heute, viele Monate später, sind wir um einige Erfahrungen reicher. Nie zuvor haben die Menschen so viel über eine Pandemie erfahren und sich mit einem Virus derart intensiv und breit auseinandergesetzt. Kein Thema hat 2020 die Medien und die öffentliche Debatte stärker bestimmt.

Auch die Fachwelt hat in kürzester Zeit viele neue Erkenntnisse über SARS-CoV-2 generiert, und die Forschung ist in Riesenschritten vorangekommen – besonders die rasante Entwicklung gleich mehrerer Impfstoffe in verschiedenen Laboren weltweit ist ein großer Erfolg. Zuletzt hat gar ein Impfstoffwettkampf zwischen mehreren Ländern und Biotechfirmen stattgefunden, die sich gegenseitig mit Effektivitätsprognosen übertrumpften. Nicht zuletzt hat die Forschung gezeigt, wie viel möglich ist, wenn dort, wo es geht, in den bürokratischen und organisatorischen Schritten für schnelle und reibungslose Abläufe gesorgt wird. Nicht auszumalen ist es, wie viel besser wir wären, wenn wir Strukturen des Zusammenarbeitens stärken und ausbauen würden. Dabei haben nicht nur innerhalb einzelner Länder Förderprogramme geholfen, sondern auch vereinte internationale Anstrengungen erste Früchte getragen. Die große Aufgabe, den Impfstoff den

Menschen auf der ganzen Welt zur Verfügung zu stellen, steht allerdings noch bevor. Auch daran werden wir uns messen lassen müssen.

Die Coronapandemie ist eine weltweite Herausforderung, das haben alle hautnah zu spüren bekommen. Eine Aufgabe, die wir nur gemeinsam bewältigen können. Die Globalisierung wirkt da wie ein Brandbeschleuniger und hat gezeigt, dass wir auf eine solche Situation schlecht vorbereitet sind, und das nicht nur aus medizinischer Sicht, sondern ebenfalls aus sozioökonomischer, gesellschaftlicher, wirtschaftlicher und humanitärer Perspektive. Auch durch die Mobilität der Menschen und ihre weltweiten Verbindungen konnte sich das Virus beinahe ungebremst auf den verschiedenen Kontinenten in großer Geschwindigkeit ausbreiten, wodurch die Abhängigkeit der einzelnen Volkswirtschaften vom Weltmarkt radikal offengelegt wurde. Und die reflexartige Reaktion der Staaten, sich erst einmal selbst zu helfen, die Landesgrenzen zu schließen, Schutzausrüstung zu horten und nationale Strategien zum Pandemiemanagement zu entwickeln, war zu kurz gegriffen, denn auch die Bekämpfung des Virus ist eine globale Aufgabe.

Ansatzpunkte gibt es viele. So könnte beispielsweise ein Pandemierat der Regierung oder staatenübergreifenden Institutionen zur Seite gestellt werden, der die verschiedenen Bereiche der Gesellschaft abbildet. Denn der Umgang mit dem Virus hat in vielen Lebensbereichen Konsequenzen für die Menschen, und nur aus dem Zusammenführen unterschiedlicher gesellschaftlicher Perspektiven können Handlungsoptionen entstehen, die akzeptiert werden und durchsetzbar sind. Dabei geht es nicht vornehmlich um das Zusammenführen unterschiedlicher Standpunkte, sondern um die Zusammenführung unterschiedlicher Expertisen und Sichtweisen. Denn nur eine kombinierte Expertise und geballte Intelligenz kann am Ende die richtigen Lösungsvorschläge liefern.

Zudem herrschte bei einem lokalen Ausbruch zunächst Unruhe. Wie sollte man das Infektionsgeschehen eindämmen? Wie sollte man schnellstmöglich alle Kontaktpersonen testen? Dies werden nicht die letzten Ausbrüche sein, geschweige denn die letzte Pandemie. Vorstellbar wäre eine Art nationale Eingreiftruppe, die frei von politischen oder anderen Partikularinteressen agiert und zum alleinigen Ziel hat, schnelle Lösungen für einzelne Regionen im Pandemiemanagement zu entwickeln und bereitzustellen. Dies gilt im Übrigen nicht nur national, sondern auch international. Eine globale Pandemie wird sich national nicht besiegen lassen. Eigene Wege zu gehen oder sich gar im Wettrennen zu befinden mit anderen Experten wird uns allen zum Nachteil gereichen und das Gegenteil dessen bewirken, was sich jeder wünscht – die Eindämmung der Pandemie.

Und nicht nur das. Eine Lehre, die wir aus der Coronakrise ziehen sollten, ist, dass wir langfristig denken müssen. Wir müssen Strukturen etablieren, die uns auch in Zukunft in die Lage versetzen, Pandemien situationsbedingt gemeinsam bekämpfen zu können und souveräner zu handhaben. Wir müssen vorbereitet sein, denn nicht nur SARS-CoV-2 wird uns noch lange beschäftigen, auch wird es vermehrt Virenübertritte von Wildtieren auf den Menschen geben, die Epidemien auslösen können. Die nächste Pandemie wird kommen, und wir brauchen Tools, um mit ihr umgehen zu können.

Wir brauchen Strukturen, die Bestand haben und ein schnelles und direktes Handeln ermöglichen. Bei all der Kritik, die man gegen die WHO vorbringen kann: Wir brauchen eine starke WHO. Sie ist das weltweite Zentralorgan für die Erkennung und Bekämpfung von Krankheiten. Wer, wenn nicht die WHO sollte eingreifen können, wenn eine neue Pandemie droht? Das bedeutet aber auch, dass man sie finanziell besser ausstatten muss, und zwar so, dass Pflichtbeiträge wieder erhöht werden im Vergleich zu zweckgebundenen Mitteln, damit sie auch unabhängig und frei von Interessenkonflikten agieren kann. Denn das Finanzierungsmodell der WHO ist in den letzten Jahren in eine gefährliche Schieflage geraten, die ihre Handlungsfähigkeit untergräbt und ihre Möglichkeit einzugreifen, wenn es notwendig ist, beschneidet. Hier muss Vertrauen wachsen unabhängig von Partikularinteressen einzelner Staaten.

Denkbar wäre beispielsweise, die Weltgesundheitsorganisation mit mehr Befugnissen auszustatten, damit sie bei Ausbrüchen nicht warten muss, bis der einzelne Staat sie einlädt, sondern von sich aus diese Entscheidung treffen kann. Auch dafür braucht es Vertrauen in die Staatengemeinschaft und die Erkenntnis, dass eine Pandemie global ist. Ähnliches würde man sich für das Robert Koch-Institut in Deutschland wünschen. Bei aller berechtigter Kritik, die man gegen Institutionen äußern kann, sind wir doch auf sie angewiesen, und es wäre weiser und vorausschauender, sie zu stärken, anstatt zu beschränken.

Je früher wir erkennen, dass sich die Situation verschlechtert, umso früher können wir geeignete Gegenmaßnahmen ergreifen. Das hat sich immer wieder auch in der Situation an unseren Krankenhäusern gezeigt. Dass es einen eklatanten Mangel an Pflegepersonal gibt und wenig Anreize, den Beruf zu ergreifen, wie eine gute Bezahlung und verbesserte Arbeitsbedingungen, war lange vor der Pandemie bekannt. Doch es wurde nicht gegengesteuert, und die Gesellschaft muss sich die Frage gefallen lassen, warum sie nicht rechtzeitig gehandelt hat. Der Pflegeberuf ist einer der anstrengendsten und am schlechtesten bezahlten Jobs – er ist in seiner jetzigen Form schlicht undankbar. Da hilft es nicht, dass man Boni von ein paar Hundert Euro verspricht oder vom Balkon Applaus spendet, sondern strukturelle Veränderungen sind vonnöten, also Anreize wie verbesserte Arbeitszeiten, mehr Lohn und vor allem mehr Kollegen, damit man gemeinsam die Arbeitslast schultert.

Auch die Forschung funktioniert besser, wenn sie prospektiv vorgeht, also vorausschauend, und nicht reaktiv – als Antwort auf eine Lage, die schon eingetreten ist. Es gibt Millionen Viren auf der Welt, und auch dieses Coronavirus war schon lange da, bevor es für uns zum Problem wurde. Tatsächlich waren Coronaviren auf Platz 5 der Watchlist von Pathogenen, die schwere weltweite

Epidemien in der näheren Zukunft auslösen könnten und gegen die eine Impfstoffherstellung prioritär ist. Nach der Ebolafieberepidemie 2014 und der Zikaepidemie 2015, die die Weltgemeinschaft weitgehend unvorbereitet getroffen hatten, weshalb deren Reaktion mit Impfstoffen zu langsam, zu spät und nicht ausreichend war, wurde 2016 die Coalition for Epidemic Preparedness Innovations (CEPI) in Davos gegründet. CEPI ist eine weltweite Allianz in öffentlich-privater Partnerschaft zwischen Regierungen, der WHO, der EU-Kommission, Forschungseinrichtungen, der Impfstoffindustrie und privaten Geldgebern zum Aufbau eines Netzwerks zur Erforschung und Entwicklung neuer Impfstoffe für verbesserte und direktere Reaktionen auf eventuell bevorstehende Ausbrüche neuer viraler Infekte. Auf besagter Liste der Erreger, die eine Pandemie auslösen können, stehen neben den Coronaviren auch das Lassa- und das Krim-Kongo-Fieber – sowie Disease X, eine neue, bislang unbekannte Erkrankung.

Auch wenn wir eine hoch entwickelte, aktive, international vernetzte Virologie und Epidemiologie haben, die auf ein großes, sich ständig weiterentwickelndes Wissen zurückgreifen kann, müssen wir solche Warnungen ernst nehmen. Pandemien kommen unvorbereitet und können doch plötzlich das Leben durcheinanderwirbeln.

Denn Zeit spielt eine große Rolle in der Bekämpfung von Epidemien – kommen Maßnahmen zu spät, verlieren sie an Relevanz. Krisenmanagement bedeutet, Erster zu sein und nicht Klassenbester. Wer zu spät kommt, der wird irrelevant. Krisen erfordern schnelles und aktionsbezogenes Handeln, wobei es in Ordnung ist, auch Fehler zu machen, aus denen man lernt und so Lösungen generiert. Eine Krise nur zu verwalten, führt bestenfalls zu einer Verschlimmerung einer akuten Notstandssituation. Dabei muss es möglich sein, kalkulierbare Risiken einzugehen, um allen Menschen weltweit ein Leben zu ermöglichen.

Doch staatliche Konzepte und Anordnungen haben neben ihrer Wirkung auch Nebenwirkungen, die sich wie Kollateralschäden lange zeigen können. Die Kollateralschäden der Coronapandemie können wir derzeit noch nicht überblicken, aber einzelne Meldungen klingen besorgniserregend. Gewiss beruhen die meisten bislang auf Schätzungen: So geht die WHO davon aus, dass im Jahr 2020 80 Millionen Kinder nicht gegen Polio geimpft wurden und es etwa 400 000 zusätzliche Aidstote geben würde, wenn die Lieferketten für HIV-Medikamente für 6 Monate abbrechen würden. Dies zeigt die Fragilität und Vernetztheit der weltweiten Gesundheit, aber auch, welche Folgen dieser Pandemie noch auf uns zukommen könnten, die wir bislang noch nicht abschätzen können.

Aber auch in den westlichen Ländern zeigt die Pandemie bereits Kollateralschäden. Eine Studie, publiziert im renommierten Journal *JAMA (Journal 90 of the American Medical Association),* hat herausgefunden, dass sich die Anzahl schwerer Herzinfarkte im US-Bundesstaat Oregon durch COVID-19 in diesem Jahr wahrscheinlich verdoppelt haben wird. Das liegt nicht an COVID-19, sondern daran, dass die Menschen Angst hatten, zum Arzt zu gehen.

Infolge verspäteter Behandlungen, ausgesetzter Therapien und verschobener Operationen vom Frühjahr 2020 geht man auch in England davon aus, dass zahlreiche Menschen an einem ansonsten behandelbaren Krebs sterben werden. Man spricht von *stage-shift* in der Krebsentwicklung. Während im frühen Stadium (Stadium ~0-II) viele Krebsarten noch gut zu behandeln sind, wird es in späteren Stadien (Stadium ~III-IV) komplexer oder sogar unmöglich. Während diese Daten nur unzureichend oder erst nach und nach erfasst werden, zeichnet sich der Trend deutlich ab. Eine Studie aus Südkorea zeigte bereits, dass es im Jahr 2020 dort 16 Prozent weniger Diagnosen für Lungenkrebs gegeben hat, im Vergleich zu den Jahren davor. Von den Krebserkrankungen aber, die diagnostiziert wurden, befinden sich 60 bis 70 Prozent mehr in Stadium ~III-IV als in den Jahren davor und sind damit fast nicht mehr behandelbar. Im Februar bis März nahm in San Francisco das Screening auf Darmkrebs um 85 Prozent ab, dabei ist gerade Darmkrebs in den frühen Stadien heilbar, wenn er rechtzeitig erkannt wird. Krebs, Herzinfarkt, Schlaganfall – all diese ernsten und tödlichen Erkrankungen machen keine Pause und treten trotz allem auf. Aus Angst, sich beim Praxisbesuch mit SARS-CoV-2 anzustecken, sind viele Menschen nur nicht zum Arzt gegangen.

Doch die Auswirkungen der Pandemie auf die Gesundheit weltweit sind derzeit noch nicht abzuschätzen. So rechnet zum Beispiel der Weltbevölkerungsfonds der Vereinten Nationen (UNFPA) mit 16 Millionen mehr Kinderehen und 3,5 Millionen mehr Genitalverstümmelungen infolge der Coronapandemie. UNICEF bezifferte bereits im November 2020 den Anstieg der Zahl von Kindern, die in Armut leben, auf 150 Millionen. Auch registrierte man eine Zunahme von häuslicher Gewalt in mehreren deutschen Bundesländern von bis zu 30 Prozent – man kann sich ausmalen, wie geschlechterspezifische Gewalt in Ländern aussieht, die über keine adäquaten Sozialsysteme verfügen. Die Berliner Feuerwehr verzeichnete 2020 einen extremen Anstieg bei Einsätzen unter dem Stichwort »Beinahestrangulierung/-erhängen«. Während es in den Jahren davor zwischen 3 und 7 Einsätzen waren, belief sich die Zahl im Jahr 2020 allein bis Oktober auf 294 Einsätze.

Das ganze Ausmaß auch dieser Schäden wird erst in ein paar Jahren zu beziffern sein. Wenn überhaupt. Denn der gigantische wirtschaftliche Schaden, der vornehmlich durch die Gegenmaßnahmen wie den Lockdown entstanden ist, wird zwar messbar sein, die konkreten Auswirkungen auf den Menschen, die ökonomischen, aber auch psychischen Folgen der Pandemie für jeden Einzelnen von uns sind nicht in Zahlen zu fassen. Kein Leben ist wichtiger oder mehr wert als ein anderes. Auch deshalb sollten wir beim Umgang mit der Pandemie die ganze Tragweite unseres Handelns im Blick haben. Die Gesellschaft ist hier als Ganzes gefordert und muss sich immer wieder die Frage stellen, was ihr wichtig ist.

Wir müssen groß denken – auch das hat uns die Coronapandemie gelehrt. Wir müssen miteinander sprechen, gemeinsam vorgehen, voneinander lernen. Unser gesamtes Handeln muss von einem Wirgefühl bestimmt sein. Das muss uns auch durch weitere Pandemien tragen. Dazu gehört die Rücksicht auf Schwächere ebenso wie der Blick auf die ganze Gesellschaft. Und wir müssen damit leben lernen, dass wir nicht jede Gefahr bannen können. Denn selbst wenn wir vieles planen können, vermögen wir doch nicht jede Entwicklung vorauszusehen. Wie gut wir auch unsere Welt der Menschen kennen mögen, die Welt der Viren und Erreger kennen wir immer noch viel zu wenig.

FELDKIRCHEN-WESTERHAM